SHANG-HAÏ

AU POINT DE VUE MÉDICAL

CONTRIBUTION A LA CLIMATOLOGIE MÉDICALE

PAR

Paul-Édouard GALLE,

Docteur en médecine de la Faculté de Paris,
Ex-médecin de 2ᵉ classe de la marine,
Médecin des Douanes impériales chinoises (Shang-Haï),
Membre de la Société d'anthropologie, etc.

PARIS

ADRIEN DELAHAYE, LIBRAIRE-ÉDITEUR,

Place de l'École-de-Médecine.

1875

SHANG-HAÏ

AU POINT DE VUE MÉDICAL

CONTRIBUTION A LA CLIMATOLOGIE MÉDICALE

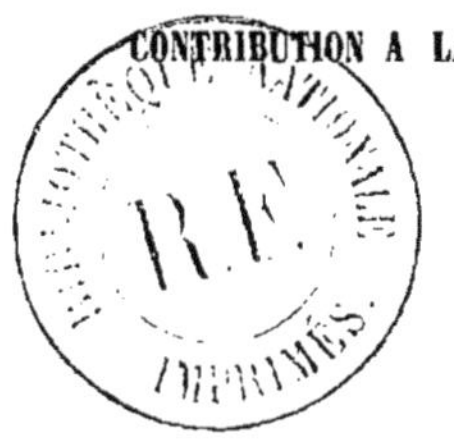

PAR

Paul-Édouard GALLE,

Docteur en médecine de la Faculté de Paris,
Ex-médecin de 2ᵉ classe de la marine,
Médecin des Douanes impériales chinoises (Shang-Haï),
Membre de la Société d'anthropologie, etc.

PARIS

ADRIEN DELAHAYE, LIBRAIRE-ÉDITEUR,

Place de l'École-de-Médecine.

1875

A MON PÈRE, À MA MÈRE

A MES PARENTS

A MES AMIS

A M. LE Dr JULES ROUX,

Inspecteur général du service de santé de la marine,
Commandeur de la Légion d'honneur.

Hommage de reconnaissance à mon premier maître.

A M. LE Dr S. POZZI,

Professeur agrégé de chirurgie.

SHANG-HAÏ

AU POINT DE VUE MÉDICAL

CONTRIBUTION A LA CLIMATOLOGIE MÉDICALE

On ne possède en France que bien peu de documents médicaux sur Shang-haï : quelques articles des Mémoires de médecine militaire ; quelques aperçus accessoires des Drs Cheval, Duteuil et autres médecins de la marine qui n'ont fait dans le pays qu'un court séjour et dont les thèses traitent de sujets plus généraux ; deux thèses, celles du Dr Sabatier et du Dr Duburquois, plus spéciales et plus complètes, mais étudiant Shang-haï à une époque exceptionnelle ; enfin un article des Archives de médecine navale, résumé des travaux précédents.

Ces diverses études, par suite des conditions particulières qui les ont inspirées, pourraient donner une idée exagérée de l'insalubrité réelle de Shang-haï.

Shang-haï, au point de vue climatologique aussi bien qu'au point de vue géographique, doit être classé comme pays intermédiaire.

Situé à environ 8° au-dessus des tropiques, mais recevant pendant la mousson d'été qui se fait sentir jusqu'à cette latitude, les vents chauds et humides de S.-O. venus de la mer, il se trouve en cette saison dans les conditions climatériques des pays chauds et paludéens. En hiver, pendant la mousson de N.-E., sous l'influence des vents glacés qui lui arrivent, sans interposition de montagnes, des hauts plateaux de l'Asie et des plaines de la Sibérie, il subit un abaissement considérable de température et se classe au nombre des pays froids.

Il semble que des écarts aussi marqués dans les saisons devraient avoir une influence fâcheuse sur la constitution médicale ; il n'en est rien. Les froids de l'hiver raniment, tonifient les organismes affaiblis par les chaleurs humides de l'été, permettent l'élimination des miasmes emmagasinés, rétablissent le jeu normal de tous les organes et s'opposent à cet appauvrissement, à cette anémie permanente si fatale dans les pays tropicaux. D'un autre côté, grâce à des conditions telluriques spéciales et au peu de durée de la saison froide, cette anémie persistant à un certain degré, imprime un cachet particulier aux maladies de l'hiver et y rend les affections inflammatoires presque inconnues. Par suite de ce concours d'heureuses influences, Shang-haï, malgré des conditions déplorables provenant de l'agglomération de ses habitants et de leurs habitudes antihygiéniques, ne mérite pas la réputation d'insalubrité qu'on lui a faite.

Cette position intermédiaire comme climat, la présence incontestable des deux causes d'empoisonnement, miasme paludéen et miasme d'encombrement, l'apparition successive, dans les années malsaines, de presque toutes les maladies endémo-épidémiques, font de ce point du globe un sujet d'études intéressantes, à peine effleurées jusqu'ici faute de renseignements, études que

je ne saurais moi-même que tenter, en commençant pa
Shang-haï, une histoire médicale de la Chine, devenue
possible depuis qu'on peut s'aider des rapports que
l'inspecteur général des douanes chinoises fait, depuis
cinq ans, publier semestriellement par ses médecins,
dans les divers ports ouverts au commerce européen,
rapports où se trouvent des statistiques précieuses et la
description de plusieurs affections spéciales, telles que
la dengue, la lèpre, le typhus endémique, etc., etc.

En outre, avec les rapports des médecins de la
marine pour notre colonie de Cochinchine ; avec les
consciencieux travaux des docteurs Morrache et Martin
sur Pékin, on pourra étudier pour une étendue de pays
allant du 9ᵉ au 41ᵉ degré N. la décroissance de la salubrité
et les modifications de l'empoisonnement miasmatique à
mesure que s'élève la latitude.

En Cochinchine, on trouve le paludisme franc avec
ses manifestations principales et indiscutables : fièvre
intermittente simple ou pernicieuse, dysentérie, hépatite, colique sèche (entité morbide que les remarquables
travaux de M. Lefèvre sur la colique de plomb, ne me
paraissent pas devoir faire rayer du cadre nosologique) (1). Vers Hong-Kong, Canton et Macao, l'hépatite,
devient rare, les fièvres pernicieuses diminuent de fré-

(1) Le fait suivant, quoique sortant de mon sujet, me parait mériter
d'être cité :

La canonnière la *Mitraille*, dont j'étais le médecin, a eu, pendant un
séjour de quatorze mois, sur rade de Tourane, une épidémie de colique
sèche. 23 hommes sur 110 furent atteints ; 6 appartenaient à la machine, chez ceux-là la colique de plomb peut être admise, seuls de tous
les malades, ils présentaient le liséré de Burton.

L'équipage buvait l'eau puisée à terre, les tubes des charniers étaient
en buis et en bambou. Aucun ustensile en plomb ne servait à la préparation des aliments, la peinture employée était le blanc de zinc, les hu-

quence, l'élément typhique commence à se manifester, la colique sèche a presque disparu. Plus haut vers le Nord, à Shang-haï, la colique sèche est remplacée par la colique rhumatismale, l'hépatite ne figure plus que pour mémoire, la dysentérie perd de sa gravité et se rapproche de celle d'Europe ; la diarrhée chronique est encore assez fréquente, mais dans la plupart des cas, attribuable à un mauvais traitement ou à une mauvaise hygiène. La fièvre intermittente n'est plus franche ; sauf dans les circonstances anormales que je signalerai, les pernicieuses font défaut ; l'empoisonnement se manifeste par la remittente bilieuse type intermédiaire. La manifestation typhique s'accentue ; les maladies européennes commencent à se montrer, mais dépouillées de leurs symptômes inflammatoires ; pleurésies, pneumonies, catarrhes ; rhumatismes même, sont rares malgré des écarts brusques de température, et presque toujours peu graves et à peine fébriles. Enfin à Tien-Tsin et à Pékin, l'élément paludéen est complétement remplacé par le typhique ; la fièvre typhoïde, la fièvre continue, les fièvres catarrhales, forment avec les affections pulmonaires, le cadre nosologique.

blots étaient en cuivre ; le plomb n'était manié par les matelots sous ancuue forme ; dix-sept furent atteints.

L'état-major buvait l'eau de la machine distillatoire. Aucun des sept officiers ne présente de symptôme de colique, quoiqu'ayant, pendant plus d'un an, fait usage de l'eau distillée. Les domestiques de l'état-major, qui, seuls des matelots, avaient cette eau à leur disposition, sont également épargnés. Pourtant le tuyau de conduite de la machine distillatoire était en plomb ; ayant eu besoin de réparations, il fut trouvé encroûté de carbonate de plomb.

Le navire quitte la Cochinchine avec 15 malades atteints de colique sèche. A l'arrivée à Canton, ils guérissent rapidement, et pendant un séjour ultérieur de deux années sur la côte de Chine, je n'observe plus un seul cas de cette affection, bien que rien n'ait été changé dans l'aménagement du navire.

Trois ans de séjour à bord des bâtiments en Cochinchine et dans divers points de la Chine ; un séjour de deux ans, à terre, à Canton et à Macao, dans les hôpitaux, où étaient envoyés les malades de la Cochinchine, m'avaient permis d'étudier les maladies des pays tropicaux, quand je fus envoyé à Shang-haï, comme médecin à l'hôpital maritime. C'était l'époque dont traitent les thèses du regretté Dr Sabatier et du Dr Duburquois, tous deux mes amis et successivement mes chefs. Je trouvai là, contrairement à l'opinion jusqu'alors admise en Chine qui faisait de Shang-haï le lieu de convalescence des autres ports de la côte, un état sanitaire peut-être inférieur à celui qu'il m'avait été donné d'observer à Tourane de funèbre mémoire. Pendant un séjour ultérieur de dix ans, j'ai vu cet état se modifier d'année en année au point de devenir excellent. Etudiant les conditions de salubrité de Shang-haï, j'ai donc à considérer trois périodes : Une première, antérieure à la guerre, pour laquelle, à défaut de renseignements personnels, je donnerai des extraits des rapports peu connus du *London mission Hospital*, établissement exclusivement réservé aux Chinois. Une seconde, celle qui seule a été décrite jusqu'à présent, celle des thèses de Sabatier et Duburquois. Pour celle-ci comme pour la troisième, mes renseignements personnels et ceux de mes collègues ne porteront que sur l'élément européen.

Je trouve, sur un point unique, à la fois les maladies épidémiques des pays chauds et celles des pays froids se produisant dans des circonstances données, l'empoisonnement miasmatique se traduisant par des maladies différentes suivant les saisons, et trois périodes différentes de constitution médicale. Les causes d'un changement aussi marqué dans l'état sanitaire du pays une fois reconnues, je tâcherai d'en déduire certaines considérations au point de vue du mode d'action des divers miasmes suivant les conditions climatériques, tout en montrant ce que m'ont présenté de particulier les maladies observées à Shang-haï, tant pour les symptômes que pour le traitement.

Le grand fleuve Yang-tse-Kiang se jette dans la mer par un estuaire d'au moins une trentaine de lieues de large. Ses eaux mélangées à celles de la mer forment une étendue saumâtre qui alternativement couvre et laisse à sec deux vastes plages boueuses sur lesquelles elles déposent une quantité considérable de limon, remplissant ainsi la principale condition de formation du miasme paludéen : eau saumâtre inondant momentanément de grandes plaines exposées au soleil.

Mais le sol étant assez régulièrement déclive pour permettre aux eaux de se retirer presque complètement, la vase n'étant que détrempée sans qu'il y ait en réalité marais stagnants, la végétation faisant complètement défaut, les conditions de paludisme sont moindres qu'on ne pourrait le croire à première vue.

A trente ou trente-cinq lieues de son embouchure, alors qu'il présente déjà une vingtaine de lieues de largeur, le Yang-tse-Kiang reçoit la grande rivière Wang-poo, navigable pour les plus forts bâtiments sur environ vingt-cinq à trente milles de son parcours. Cette rivière reçoit un grand nombre de canaux et cours d'eau dont cette province complètement plate est sillonnée dans tous les sens. Le transport de marchandises se fait par eau, et c'est naturellement sur le parcours de ces voies de communication que se trouvent les grandes villes toutes entourées d'un fossé d'enceinte, déversoir naturel de leurs égouts dont les produits sont ainsi charriés à la mer. Ces cours d'eau subissent, très-haut, dans l'intérieur des terres, l'influence de la marée.

C'est sur la rive gauche du Wang-poo, à douze mille de son confluent avec le Yang-tse-Kiang qu'est situé Shang-haï, par 31°, 14' N. et 121°, 28' E. Au moment où son port fut ouvert aux Européens en 1842, Shang-haï, sous-préfecture assez commerçante, entourée de murs, renfermait au dire des missionnaires environ 100,000 habitants. Les terrains au nord de la ville furent cédés, pour l'établissement de leurs nationaux, aux trois puissances contractantes du traité de Nankin : France, Angleterre, Etats-Unis. La concession Française la plus voisine de la ville, n'est séparée d'elle que par le fossé du mur d'enceinte, voisinage avantageux au point de vue commercial mais qui l'est peu au point de vue hygiénique. Elle est séparée de la concession anglaise par le Yang-Kin-pang, espèce de rivière creusée à main d'hommes, communiquant avec les canaux d'irrigation qui ont traversé les villages populeux des environs de Shang-haï et viennent alimenter le fossé d'enceinte de la ville chinoise. Le Yang-Kin-pang présentait autrefois une berge irrégulièrement déclive où se déposaient toutes sortes d'immondices, aujourd'hui il est canalisé presque en entier.

La concession anglaise est séparée de l'américaine par une véritable rivière, déversoir des lacs de Sou-Tcheou, dont les eaux sont plus propres, mais forment de petits marais sur certains points de son parcours.

La ville chinoise est elle-même traversée de part en part par un canal souvent à sec, qui sert de collecteur à la plupart des égouts, les autres égouts allant se déverser dans les fossés du mur d'enceinte, bien souvent tout aussi pauvres d'eau. Il y a pour chaque rue un égout formé dans le fond et sur les côtés d'un mur de maçonnerie, et recouvert d'un dallage non maçonné, qui permet à l'eau de la rue de pénétrer facilement dans l'égout, mais avec une égale facilité aux odeurs et aux gaz résultant de la putréfaction, de remonter dans la rue.

Dans un pays où les plus simples principes d'hygiène ne seraient pas inconnus, ou plutôt oubliés, cet admirable réseau de cours d'eau devrait produire les meilleurs résultats au point de vue de la salubrité ; il est probable qu'à une certaine époque, c'est en partie dans ce but que ces canaux ont été creusés. Mais, dans la pratique actuelle, ils sont obstrués au point de ne recevoir de l'eau qu'aux hautes marées. Les rues étroites et mal pavées sont laissées dans l'incurie la plus complète. Chaque habitant dépose les immondices à côté de sa porte, où elles séjournent et se putréfient sous un soleil brûlant, jusqu'à ce que l'eau des pluies les entraîne dans les égouts qui, abandonnés à eux-mêmes, ne tardent pas à s'obstruer et restent dans cet état pendant des années. Un beau jour, le curage des fossés d'enceinte et des égouts se fait d'un seul coup, en été, et il n'est nullement étonnant qu'une épidémie de Typhus résulte parfois de ce zèle de propreté inaccoutumé de la part des magistrats de la ville chinoise.

Le système d'engrais pour la culture vient encore ajouter une nouvelle cause d'infection. L'engrais humain est le seul employé. De distance en distance, à la partie extérieure du mur d'enceinte et à presque tous les coins de rue, se trouvent de vastes fosses ouvertes où les déjections d'une population de plus de 200,000 âmes sont conservées à ciel ouvert. Le transport de cette précieuse marchandise se fait à dos d'homme, ou en barques découvertes sur des canaux, navigables seulement à marée haute, et par étapes multipliées.

La nourriture du Chinois, composée de poisson salé, de légumes, d'un peu de volaille, de viande de porc et surtout de riz, aliment peu nourrissant et nécessitant une ingestion considérable de substances pour produire une nutrition suffisante, tend à augmenter la quantité de matière excrémentitielle, se présentant sous la forme diarrhéique : *diarrhée à crapula.*

Les maisons sont basses, étroites : des familles nombreuses s'y entassent dans quelques mètres carrés. La présence des Européens donnant de l'impulsion au commerce, a fait plus que doubler la population indigène dans l'enceinte des murs. Cette population est sale. Elle a bien des établissements de bains, ou plutôt des étuves à eau chaude, bains assez fréquentés en été, mais dont les habitants se privent volontiers, pendant la saison froide. Le système d'habillement consiste en vêtements superposés en plus ou moins grand nombre, suivant la température ; il arrive souvent que les vêtements de dessous ne sont jamais changés, pendant la durée de l'hiver.

Les maisons n'ont pas de cheminées, ce moyen puissant de ventilation est inconnu ; la cuisine se fait dans des fourneaux, et s'il y a lieu de chauffer un appartement, on le fait au moyen d'un réchaud.

Les terrains cédés aux Européens étaient, pour la plupart, des cimetières, des marais naturels et des rizières ou marais artificiels.

A l'époque ou le navire européen, surtout à vapeur, était repoussé par le commerce chinois, la rivière s'encombrait de milliers de jonques amarrées les unes aux autres, et formant des espèces de rues de bateaux sur une étendue de plusieurs kilomètres. Ces jonques, tenues avec le soin et la propreté signalés pour les rues et les maisons, forment autant de marais nautiques, elles ont aujourd'hui presque complètement disparu.

Comprend-on que de pareilles conditions puissent s'allier avec un état sanitaire tolérable? Pourtant, grâce à des moussons constantes, à la configuration complètement plate du sol qui permet au vent de renouveler l'atmosphère, aux pluies torrentielles qui se chargent de la propreté des rues et du nettoyage des égouts, si aucune cause supplémentaire ne vient s'ajouter aux autres causes déjà si nombreuses d'infection, une population dans de pareilles conditions peut vivre, prospérer, et surtout multiplier! N'y a-t-il pas là de quoi renverser toutes les lois de l'hygiène? on en est amené, à croire à des causes thermo-telluriques, spéciales et non expliquées, qui facilitent l'accoutumance; on dirait que le miasme s'emmagasine dans l'organisme, attend une cause occasionnelle: perturbation de la santé, indigestion, insolation, refroidissement brusque, etc., etc., pour manifester sa présence. Evidemment, les habitants se trouvent ici dans des conditions défavorables à la réceptivité, l'élimination du miasme se balance à peu près avec l'absorption. Mais que le miasme soit dégagé en plus grande abondance, que la santé publique soit influencée défavorablement, par suite d'humidité plus grande, de famine, d'insolation plus intense et de certaines conditions électro-magnétiques particulières, alors cet équilibre se rompt et des épidémies terribles font explosion. Je citerai à l'appui, un passage du rapport du Dr Lockart, sur le *London mission Hospital* pour 1850.

« Malgré la famine de l'hiver dernier, l'année très-sèche a été très salubre. Il n'y a pas eu chez les Européens de maladies sérieuses qu'on puisse attribuer au climat ou à la localité. Pendant les mois de mai, juin et juillet, une forme très-grave de fièvre pétéchiale a sévi avec violence sur les habitants de la ville chinoise. Au printemps dernier, le magistrat donna l'ordre de nettoyer les canaux et les égouts qui étaient complètement obstrués. La boue fut extraite des canaux et jetée sur les chemins qui entourent les murs, ou amoncelée en tas sur divers points de la ville. La mauvaise odeur qui envahit la cité était intolérable. Aussi ne doit-on pas être surpris de voir, à cette époque, éclater une forme violente de *typhus fever*, ou plutôt fièvre pétéchiale, qui fit de nombreuses victimes. Au début le patient était atteint de prostration extrème, la peau brûlante, le pouls petit et précipité. Forte céphalalgie accompagnée de vomissemnts violents. Dans les cas sérieux, forte diarrhée souvent avec hémorrhagie intestinale. Les pétéchies font leur apparition le troisième ou le quatrième jour. Le corps tout entier se couvre des points pourpres habituels. Quand l'éruption se fait abondante, le pronostic est favorable. Quand l'issue est fatale, la mort arrive du septième au dixième jour. Dans les cas heureux la convalescence est longue et pénible. Une débilité extrême persiste pendant longtemps. Au début les émétiques, le camphre et le nitre avec l'emploi, sans retard, de la quinine à haute dose ont paru le meilleur mode de traitement. » (*London mission Hospital*, 1850.)

Le quartier Européen, situé au nord de la ville chinoise, est loin de lui ressembler. Il se ressent bien encore de la présence de 150 à 200,000 Chinois, masse de la population des trois concessions, où ils apportent leurs habitudes d'incurie et de malpropreté que les polices ont grand'peine à combattre efficacement ; mais les rues rectilignes, se coupant à angle droit, sont larges, propres et bien ventilées ; des quais ont été construits sur les bords des rivières et cours d'eau, partout où cela a été possible, de manière à assainir les berges, auparavant assez marécageuses. Sur le quartier Anglo-Américain, un certificat du médecin chargé de l'hygiène (health officer) suffit pour faire déclarer d'utilité publique : l'enlèvement dans les rues, et dans les cours des maisons, de tout amoncèlement contraire à l'hygiène, l'assainissement de toute construction malsaine, l'assèchement des marais partiels pouvant exister dans l'étendue de la concession, le nettoyage d'égouts privés ou publics. De grands égouts collecteurs accessibles à la marée ; des égouts secondaires surveillés avec soin et souvent nettoyés, pour prévenir un engorgement rendu facile par la configuration du sol, et son peu d'élévation audessus du niveau de la rivière ; un excellent macadam ; tout fait du Shang-haï Européen une ville aussi propre qu'on puisse le désirer et présentant un contraste frappant avec la sentine immonde sur laquelle elle est venue se greffer. Malgré la cherté des terrains, la plus grande partie des maisons est entre cour et jardin, à un seul étage, les chambres à coucher au premier, le personnel domestique chinois dans des communs séparés de la maison du maître, qui, bien que spacieuse, ne loge ainsi que quatre ou cinq personnes. De belles routes admirablement entretenues, permettant des promenades en voiture, les avantages hygiéniques que donne la fortune, l'absence presque absolue de la classe pauvre ; la qualité des viandes, poissons, légumes, éléments d'une nourriture saine, tout tend à assurer à l'Européen une immunité complète contre la maladie. Cependant, quand, par suite de certaines circonstances spéciales, des épidémies ont éclaté avec violence, quand il y a eu encombrement sur les concessions, il a payé au fléau une part peut-être plus large que celle de l'indigène. La cause en est probablement dans un défaut d'accoutumance au miasme, dans les conditions mauvaises où il se place, souvent par sa faute, soit par des expositions intempestives au soleil, soit par une diète inappropriée, soit surtout par l'abus des boissons alcooliques; la cause en est peut-être aussi dans un système sanguin plus riche, moins anémié, car il est admis que les résidents récemment arrivés sont les plus maltraités.

Shang-haï, situé loin de toute montagne, est privé de sources vives. Un grand nombre de puits servent aux besoins domestiques, mais l'eau pour la boisson vient de la rivière où elle est prise à marée basse. La question de sa qualité a été très-discutée. Elle avait toujours été considérée comme malsaine. L'analyse en a été faite en Angleterre par le Dr Frankland dont la conclusion est que, quoique renfermant une quantité notable de détritus organiques, cette eau doit être considérée comme bonne. Il est vrai que c'est l'eau de la Tamise qui lui sert d'étalon de comparaison. Il y a du vrai dans les deux opinions. Cette eau bourbeuse, chargée de détritus organiques, lorsqu'elle est bue sans aucune manipulation, cause des diarrhées et est probablement le principal agent des affections vermineuses si nombreuses en Chine. Quoique l'élément le plus dangereux de contamination, l'excrément humain, n'y soit représenté que par les produits des bateaux européens sur rade, ceux des bâtiments chinois étant aussi bien qu'à terre soigneusement recueillis pour l'agriculture, je ne doute pas que plusieurs épidémies de diarrhée, de dysentérie, à une certaine époque de choléra, aient été causées à bord par son emploi sans décantage et sans filtration. Par le repos, elle

Galle.   2 se dépouille des parties terreuses en suspension. Les Européens, pour la clarifier, ont adopté le procédé chinois suivi dans toutes les parties de l'empire où l'on boit l'eau boueuse des rivières, procédé qui consiste à l'agiter à plusieurs reprises dans une grande jarre à l'aide d'un bambou percé contenant un morceau d'alun. Au bout de quelques heures, elle est suffisamment claire pour être décantée. En lui faisant subir deux ou trois décantages, on arrive à l'avoir d'une limpidité parfaite. Ce procédé a un inconvénient : par suite de la négligence des domestiques, la quantité d'alun est quelquefois trop considérable, l'eau devient alors lourde, fatigue les organes digestifs et peut produire des diarrhées peu sérieuses, mais persistantes, suite d'une digestion imparfaite. L'Européen prévient l'absorption des œufs de lombrics et jusqu'à un certain point des matières organiques par une soigneuse filtration. Le Chinois arrive à ce résultat par l'ébullition qu'il lui fait subir pour la préparation du thé qui, bu chaud, constitue avec l'eau-de-vie de grain à peu près son unique boisson. Cet usage du thé s'est étendu dans tout l'empire, probablement pour corriger le goût nauséabond des eaux stagnantes de certaines provinces ; car je suis loin de supposer aux Chinois assez de science pour rechercher dans l'emploi du thé le bénéfice qu'ils en retirent réellement : Destruction des œufs de parasites et des détritus organiques, ou le léger stimulus nécessaire à la digestion pendant les chaleurs de l'été, stimulus que les Européens trouvent dans l'emploi de la glace, dans l'ensemble de leur nourriture et dans les boissons alcooliques. L'eau ainsi précipitée, décantée, et filtrée ou bouillie, me paraît, en effet, d'une innocuité parfaite, et j'en ai fait pendant plus de dix ans un usage exclusif. Cependant en considérant que les égouts de la ville chinoise se déversent dans la rivière, la contaminant sans cesse ainsi que les bateaux indigènes et européens mouillés sur rade, on est effrayé de la masse de détritus organiques qu'elle renferme, des chances de contamination par son intermédiaire en cas d'épidémie, et l'on comprend qu'un des desiderata de l'hygiène européenne soit de faire arriver sur les concessions l'eau des lacs de Sou-Tcheou ou des nombreux arroyos qui en partent. Cette eau, d'une limpidité parfaite et d'une excellente qualité, aurait le double avantage de donner une boisson saine et de faciliter la propreté des rues et des égouts. Depuis plusieurs années, tous les médecins réclament cette amélioration; mais, jusqu'à présent, l'état des finances des municipalités a toujours fait ajourner ce projet.

Le pays, aux environs de Shang-haï, est complètement plat. Le sol d'alluvion formé, suivant toute probabilité, par le retrait des eaux du Yang-Tse, est d'une fertilité merveilleuse. Le sous-sol argileux n'absorbe pas les parties aqueuses et empêche la culture des grands arbres. Ces conditions, jointes à des pluies fréquentes, font que l'humidité est considérable. Pendant une certaine saison, de grandes étendues sont plantées en riz, c'est-à-dire submergées pendant quelque temps. Mais, si on tient compte du nombre considérable d'arroyos qui coupent la campagne dans tous les sens, de la facilité avec laquelle l'eau conduite par le sous-sol imperméable filtre dans le sol pour venir s'y rendre, on comprendra qu'il y a là un drainage naturel suffisant pour que le miasme paludéen ne puisse qu'imparfaitement se produire sur place. S'il se fait sentir à Shang-haï, c'est apporté des rives du Yang-Tse par les brises de mer et surtout engendré dans les fossés et cours d'eau de la ville par la putréfaction des immondices.

Il existe certainement un système hospitalier en Chine. Le Dr Martin en signale l'existence à Pékin, et je connais à Canton une maison de refuge pour les vieillards, un établissement d'enfants trouvés et un hôpital d'aveugles; à Shang-haï, je n'en connais aucun dans la ville chinoise. Les Jésuites y ont un dispensaire pour consultations où ils distribuent des médicaments aux indigents. Les missions protestantes de diverses sectes ont établi, à l'aide de souscriptions, sur la concession anglo-américaine, trois hôpitaux destinés aux indigènes. Le plus ancien et le plus important est le *London mission Hospital*. Depuis 1846, il rend de très-grands services. Les rapports de ses médecins sont les seuls documents médicaux antérieurs à 1860. J'en donnerai plus loin quelques extraits pour caractériser la première période de salubrité.

Depuis 1864, les résidents ont établi, par souscription, sur la concession française, un hôpital pour les Européens. Cet hôpital reçoit surtout les matelots du commerce et des marines militaires. C'est là où, depuis la suppression de l'hôpital que possédait la marine à Shang-haï, j'ai soigné les marins de l'Etat. Les documents officiels de cet établissement, tout en donnant des renseignements précieux, surtout pour les époques d'épidémies, ne permettront pas de faire des appréciations bien exactes sur Shang-haï, les malades qui sont traités là ayant le plus souvent contracté leurs maladies sur d'autres points du globe. Il est dans d'excellentes conditions, pouvant contenir de 70 à 80 malades dans des salles hautes, bien ventilées, avec un espace considérable entre les lits; toutes les salles de malades sont au premier et au second étage; une immense vérandah fait à chaque étage le tour de la maison et permet par tous les temps aux malades la promenade et l'aération; un pavillon particulier est réservé aux varioleux. Il est confié aux sœurs de Saint-Vincent-de-Paul et tenu avec la plus grande propreté.

Les Chinois pratiquent de temps immémorial l'inoculation de la variole. Ils se servent de la poudre de croûte qu'ils introduisent dans les narines. Cette opération se fait au commencement de l'hiver. Dès que l'enfant est convalescent, on lui permet de sortir, et on rencontre à chaque instant dans la rue de petits malades encore couverts de croûtes. La desquamation s'opère en plein air; aussi voit-on toutes les années une épidémie plus ou moins grave de variole. Des efforts incessants sont faits par les deux municipalités et les diverses missions pour introduire la vaccination, mais de nos moyens médicaux le Chinois n'a jusqu'à présent guère adopté que la quinine. A la vaccination, qui demande à être renouvelée, il préfère le procédé ancien, qui n'expose pas à la récidive. Cependant, un dispensaire à cet effet a été établi dans la cité par l'autorité chinoise. Il en existe un sur chaque concession et le nombre d'enfants vaccinés augmente tous les jours quoique très-lentement.

Les vents subissent d'une façon marquée l'influence des moussons qui, cependant, ne remontent guère plus haut dans ces parages. Ils soufflent avec de légers écarts du N.-O. en hiver et du S.-E. en été. Au printemps et en automne, ils sont variables. Les vents de S. amènent la pluie, le ciel est plus ou moins nuageux pendant presque toute la mousson de S.-E. Quand le vent souffle directement de la ville chinoise sur les concessions, l'état sanitaire y devient mauvais.

L'observation des 20 dernières années donne pour température moyenne à Shang-haï 15°,6.

Les mois d'été étant les plus importants au point de vue médical, j'emprunterai aux rapports du Dr Jamiesson, dans le *Custom medical Reports* 1872, le tableau suivant, donnant la météorologie complète des 6 mois d'été de six années. Les chiffres sont traduits en mesures françaises. Les observations sont prises à Woo-Sung, à l'entrée de la rivière, et les chiffres sont un peu inférieurs à celles prises dans la ville même.

A l'encontre de ce que nous verrons avoir lieu en hiver, la différence de température entre le jour et la nuit est presque insensible ; j'ai pu bien souvent observer qu'à l'intérieur des maisons elle ne dépassait guère 2°, dans le tableau ci-après le chiffre le plus élevé est 36°,7, mais les observations sont prises en plein air, à la campagne. J'ai bien souvent rencontré 45 et 46° dans des maisons en bois peu ventilées et exposées au soleil.

Comptant donner plus loin des tables de la température prise en regard des maladies observées, je me contenterai pour l'hiver de signaler comme température minimum, — 9°. Il est à noter que la différence entre l'observation de midi et celle de minuit donne parfois un écart de 27°. Dans les temps clairs et calmes, le sol étant chauffé pa
un soleil brillant, la température est celle que comporte la latitude, et atteint l'après-midi, même en décembre et janvier, + 18 et + 20. Au coucher du soleil, le vent glacé du Nord s'élevant, le thermomètre baisse et nous notons parfois — 7° et même — 9.

TABLEAU MÉTÉOROLOGIQUE

POUR LES ANNÉES 1867, 1868, 1869, 1870, 1871 ET 1872

MOIS	VENTS dominants	NOMBRE d'heures de pluie	HAUTEUR maxima du baromètre	HAUTEUR minima du baromètre	TEMPÉRAT. maxima	TEMPÉRAT. minima
2	2	3	4	4	6	7
1867						
Avril	S.E., N.E.	52	0,765	0,753	28,33	7,22
Mai	S.E.	39	0,763	0,750	26,11	13,33
Juin	NN.E., SS.E.	113	0,758	0,751	35,00	18,89
Juillet	S.O.	88	0,757	0,749	36,67	21,67
Août	S.	52	0,758	0,749	36,11	23,89
Septembre	N.E.	58	0,765	0,754	32,22	19,44
1868						
Avril	Variable	89	0,766	0,751	30,56	5,00
Mai	N.E., E., S.E.	74	0,760	0,750	31,67	14,44
Juin	S.E.	117	0,760	0,750	31,67	11,67
Juillet	E., S.E.	89	0,757	0,742	36,67	21,11
Août	S.E.	36	0,760	0,749	33,89	23,33
Septembre	N.E.	51	0,764	0,756	28,89	18,89
1869						
Avril	N.E., S.E.	109	0,768	0,755	20,56	5,00
Mai	S.E.	41	0,764	0,748	28,33	11,67
Juin	S.E.	134	0,759	0,750	28,33	17,78
Juillet	S.O.	100	0,759	0,749	36,67	20,56
Août	S.O., N.E.	107	0,760	0,753	35,00	23,33
Septembre	N.E.	107	0,765	0,744	29,44	20,00
1870						
Avril	Variable	83	0,765	0,750	20,56	5,00
Mai	S.E., N.E.	69	0,763	0,754	28,33	11,67
Juin	S.O., S.E.	102	0,762	0,751	28,33	17,78
Juillet	S.E., N.E.	75	0,759	0,753	33,33	20,56
Août	S.E.	85	0,762	0,753	35,00	23,33
Septembre	N.E.	56	0,763	0,755	29,44	20,00
1871						
Avril	S.E., N.E.	30	0,768	0,753	30,56	4,44
Mai	S.E.	36	0,765	0,754	33,89	15,00
Juin	S.E.	30	0,763	0,754	37,22	16,67
Juillet	S.E., S.O.	8	0,762	0,757	35,00	23,89
Août	S.	18	0,763	0,756	35,56	22,78
Septembre	S.E., N.E.	14	0,764	0,751	33,89	22,22
1872						
Avril	S.S.E.	37	0,770	0,755	27,22	7,22
Mai	E.S.E.	19	0,764	0,751	27,78	13,33
Juin	N.N.E.	104	0,763	0,755	27,78	17,78
Juillet	E.S.E., N.E.	11	0,760	0,753	36,67	25,00
Août	E.S.E.	33	0,760	0,749	33,33	23,89
Septembre	N.E.	3	0,764	0,749	31,11	19,44

Ces variations brusques n'ont pas lieu qu'en hiver. Sabatier dit avoir vu en août 1860, une différence instantanée de 5° dans l'après-midi, au moment le plus chaud de la journée. J'ai observé bien souvent des écarts semblables.

La pression barométrique oscille entre 770^{mm} et 742^{mm}. Ce dernier chiffre n'est atteint qu'au moment des typhons. Ces perturbations atmosphériques ont lieu surtout au printemps et en automne, époques de vents variables entre les deux moussons; ils ne paraissent avoir aucune influence sur la constitution médicale.

L'humidité est toujours considérable, la pluie fréquente et abondante. Les années sèches sont les plus salubres. Cependant en temps d'épidémie, on voit bien souvent un orage enrayer momentanément le fléau; les miasmes en suspension dans l'air sont précipités. Il y a rémission dans l'épidémie jusqu'à ce qu'il y ait formation de nouveaux miasmes. C'est un fait que nous avons observé bien souvent en 1863 et 1864.

Nous trouvons pour cinq ans une moyenne de 729 heures de pluie par année, se répartissant en :

1er trimestre.......	195 heures,
2° trimestre.......	223 —
3e trimestre.......	192 —
4e trimestre.......	129 —

. Les premier et deuxième trimestre sont donc les plus pluvieux, le quatrième le plus sec. Par années nous avons :

	1er trimestre	2e trimestre	3e trimestre	4e trimestre	Total.
En 1867.	169 h.	204 h.	218 h.	74 h.	665
1868.	297	280	176	199	952
1869.	298	280	314	86	987
1870.	134	254	216	69	673
1871.	64	96	71	151	351

Comme on le voit, la différence entre les années est grande : en 1869 nous avons 987 heures de pluie et 351 heures seulement en 1871.

Pendant les orages de l'été (*thunder storm* des Anglais) il se développe une énorme tension électro-magnétique ; tous les Européens, presque sans exception, surtout les femmes et les gens nerveux, éprouvent des malaises, des étouffements, des agacements nerveux. Une impressionnabilité exagérée se remarque chez les malades. De temps en temps on ressent à Shang-haï de légères secousses de tremblement de terre.

En étudiant à partir de 1847 les comptes-rendus du *London mission Hospital*, nous pouvons nous faire une idée de l'état sanitaire du pays tel qu'il était avant d'être influencé par la guerre et par un encombrement considérable, comme il l'a été dans la période de 1860 à 1864 ou 65, ou d'être modifié par les améliorations hygiéniques qu'y a apportées dans les dernières années l'occupation européenne. A cette première période, époque d'insalubrité pour Hong-Kong, les Anglais de cette colonie venaient chercher à Shang-haï un air plus sain, plus vif en hiver, et y rétablir leur santé en cas de maladie.

Je vais citer textuellement ce que je trouve de plus saillant dans ces rapports en donnant quelques-unes des observations météorologiques de diverses années, en mettant en regard la statistique des malades qui se sont dans la même période présentés aux consultations.

Années 1847 et 1848.

MOIS.	JOUR.		NUIT.		MOYENNE.	
	Maxima.	Minima.	Maxima.	Minima.	Jour.	Nuit.
1847						
Juillet......	35°56	25°00	25°56	22°22	30°56	24°44
Août.......	33,33	23,89	26,67	20,00	30,00	23,89
Septembre ..	33,89	20,00	22,56	16,67	27,22	21,67
Octobre.....	27,78	16,67	18,33	7,22	22,22	13,89
Novembre...	31,67	14,44	15,56	5,00	18,89	11,11
Décembre...	13,89	3,33	11,67	—6,11	11,11	5,00
Janvier.....	16,67	2,22	3,89	—5,56	6,11	0,56
Février.....	15,56	0,00	7,78	—6,67	7,78	—1,11
Mars.......	21,67	5,56	12,78	—1,11	12,22	+5,00
Avril.......	25,00	7,22	18,53	+1,67	15,00	9,44
Mai	27,78	17,78	22,22	10,56	23,33	15,56
Juin.......	30,00	20,00	22,22	16,11	25,56	18,33
Juillet......	33,33	23,89	25,56	21,11	28,33	23,89
Août.......	31,11	22,22	26,11	20,00	28,33	23,33
Septembre ..	30,00	22,78	25,00	15,56	26,67	20,00
Octobre.....	27,28	13,89	19,44	6,11	20,56	14,44
Novembre...	22,78	2,78	15,56	—2,78	20,56	5,00
Décembre...	25,00	4,44	9,44	—1,67	11,67	3,89

Liste des maladies observées à l'hôpital sur les Chinois du 1er juillet 1847 au 11 décembre 1848.

Maladie	Nombre
Fièvres intermittentes	916
Toux	1916
Asthme	400
Hémoptysie	124
Phthisie	71
Dyspepsie	1637
Dysentérie	406
Hématémèse	52
Hématurie	7
Jaunisse	51
Ascite	55
Anasarque	126
Rhumatisme	1295
Gonflement rhumatismal des articulations	25
Gonflement strumeux	10
Paralysie	15
Tétanos	1
Epilepsie	13
Lèpre	60
Eléphantiasis	46

« L'été a été remarquable par une température fraîche et humide, avec prédominance de vent d'est. Le thermomètre ne s'est jamais élevé au-dessus de 92 degrés F. (35°,5 centig.). En juillet, typhon ; une forte marée inonde le pays.

« Les Chinois ont remarqué que les automnes suivants des étés humides, sont malsains, ce qui se justifie cette année. D'après eux les premières gelées détruisent les miasmes. Pendant le mois de juin et de juillet, les indigènes souffrent d'une forme grave de fièvre pétéchiale qui, d'après les renseignements pris, était généralement fatale vers les premiers jours. Ceux qui franchissent cette période guérissent souvent, mais avec difficulté. Plusieurs morts causées par le choléra ; *on craint un moment une épidémie, mais tous les cas sont sporadiques.*

« En automne quelques Européens sont attaqués de la fièvre rémittente bilieuse ; quelques morts. La congestion du foie et de la rate signale le début de l'affection, *mais les symptômes typhoïdes ne tardent pas à se montrer ;* le cerveau se prend et les forces du malade ne tardent pas à s'épuiser. La fièvre intermittente et la diarrhée prédominent dans la colonie européenne. Durant l'automne, les Chinois souffrent de la même affection. » (Dr Loccard, London, *Mission hospital Report*, 1848.)

Ainsi, dès la première année, le Dr Lockard note cette complication de l'élément typhique dans les cas d'empoisonnement paludéen.

L'encombrement n'a rien présenté d'inaccoutumé ; pas de causes spéciales pour expliquer une augmentation signalée dans les cas de typhus. D'un autre côté, la saison d'été ayant été fraîche, la fièvre intermittente n'eût dû sévir que modérément. Mais il y a eu des inondations, le miasme paludéen se manifeste. Les Chinois sont frappés de typhus, et en même temps un grand nombre viennent se faire inscrire à l'hôpital pour fièvre intermittente. Le choléra est menaçant, l'Européen est frappé de rémittente bilieuse, c'est-à-dire présente des accidents typhiques dans la fièvre intermittente.

Année 1849.

MOIS.	JOUR.		NUIT.		MOYENNE.	
	maxima.	minima.	maxima.	minima.	Jour.	Nuit.
Janvier.. ..	15°56	—1°11	7°22	—8°33	7,78	+0°56
Février.....	17,22	+4,44	8,89	—1,11	9,44	5,00
Mars	22,22	4,44	13,33	—0,56	12,22	5,56
Avril......	23,89	7,22	17,78	+0,56	19,44	9,44
Mai	30,56	15,56	20,00	8,33	22,22	14,44
Juin	28,89	20,56	23,89	15,56	24,49	18,89
Juillet	35,00	22,78	26,11	17,78	28,89	22,78
Août	35,56	25,00	26,67	21,11	31,11	24,44
Septembre ..	31,67	21,11	25,00	15,56	26,11	21,67
Octobre	26,67	13,89	18,89	2,22	22,78	13,33
Novembre ..	2 ,78	7,78	12,78	0,56	15,56	7,22
Décembre...	22,22	5,56	12,22	3,89	12,22	2,78

AFFECTIONS MÉDICALES.	
Fièvre intermittente	636
Toux	573
Asthme	236
Hémoptysie	92
Phthisie	39
Dyspepsie	987
Dysentérie	279
Hématémèse	60
Hématurie	6
Jaunisse	55
Anasarque	91
Ascite	30
Rhumatisme	620
Gonflement rhumatismal des articulations	24
Gonflement strumeux des articulations	7
Paralysie	15
Epilepsie	26
Lèpre	34

« Dans le dernier rapport on a fait remarquer qu'un nombre considérable de maladies étaient le résultat d'un été pluvieux ; c'est le cas cette année. Pendant le printemps et les mois d'été, une quantité énorme de pluie est tombée, de larges espaces sont restés complètement submergés pendant plusieurs semaines. La fièvre rémittente bilieuse et la dysentérie ont été les maladies prédominantes. Mortalité considérable chez les indigènes. Plusieurs Européens ont souffert des mêmes affections, quelques morts parmi eux en septembre et octobre. Au commencement de l'automne la sécheresse arrive, détruit les miasmes ; aux premières gelées la santé se rétablit chez les Chinois et chez les Européens.

« Malgré ces circonstances défavorables, on ne peut pas considérer ce pays comme insalubre : durant l'année qui vient de s'écouler le typhus et la scarlatine ont fait, en Angleterre, d'affreux ravages. Tandis que le choléra a causé une horrible mortalité dans certaines parties du monde, nous en avons jusqu'à présent été préservés. Si l'on a égard aux habitudes des Chinois, l'état sanitaire paraît aussi bon qu'il est possible de l'espérer avec leur manière de vivre. » (Dʳ LOCKARD, *loco citato*, 1849.)

Le rapport donne ici une description de la ville Chinoise à la malpropreté de laquelle il attribue les décès survenus. Il insiste sur l'engorgement des égouts presque complètement obstrués. Cette année encore nous avons les fortes pluies qui occasionnent le paludisme, compliqué comme toujours de la saleté et de l'encombrement de la ville Chinoise. De là les fièvres intermittentes du tableau, la dysentérie et la fièvre rémittente bilieuse signalées dans le compte-rendu. Nous trouvons à la fois fièvre intermittente et typhus. Mais la sécheresse d'automne fait disparaître simultanément les deux empoisonnements.

Année 1850.

MOIS.	JOUR.		NUIT.		MOYENNE.		PLUIE.	JOURS. pluvieux	AFFECTIONS MÉDICALES.	
	maxima.	minima.	maxima.	minima.	Jour.	Nuit.				
Janvier.....	18°33	0°00	5°56	—4,44	7°78	0°00	»	8	Fièvre intermittente......	674
									Toux......	714
Février.....	14,44	0,00	6,11	—3,89	7,22	0,56	»	9	Coqueluche......	6
									Asthme......	200
Mars	23,89	6,67	9,44	—1,67	14,44	3.89	»	3	Hémoptysie......	56
									Consomption......	44
Avril......	25,56	12,22	13,89	+1,67	17,22	8,33	»	11	Dispepsie......	976
									Dysentérie......	240
Mai	29,44	12,22	22,78	7,78	23,33	16,11	»	7	Hématurie......	6
									Hématémèse......	30
Juin........	32,22	18,33	23,89	16,67	26,11	20,56	»	10	Jaunisse......	67
									Anasarque......	104
Juillet......	33,89	21,11	26,67	19,44	29,44	24,44	»	10	Ascite......	34
									Rhumatisme......	616
Août	37,78	29,44	27,22	20 00	32,23	25,00	»	4	Gonflement rhumatismal des articulations.....	30
									Gonflement scrofuleux dito......	21
Septembre...	28,33	21,67	25,00	16,67	27,78	19,44	»	14	Paralysie	10
									Epilepsie......	18
Octobre	27,78	17,22	21,11	8,89	22,78	16,11	2 3/4	9	Éléphantiasis......	32
									Lèpre......	42
Novembre ..	26,67	6,67	16,67	—3,89	17,22	8,89	2 1/4	7		
Décembre...	22,22	7,22	7,22	—3,89	14,44	2,22	0 1/2	2		

« La dernière année a été très-salubre. Les habitants de la ville ont souffert par suite d'une cause particulière d'insalubrité; et il était à craindre que les paysans du voisinage eussent, après la famine de l'hiver dernier, beaucoup à souffrir, pendant l'été, de fièvres et autres maladies. Nous n'avons pas eu de pluies. Les étés non pluvieux sont généralement salubres, il en a été ainsi cette année chez les Chinois et les Européens. Parmi ces derniers, il n'y a pas eu de maladies que l'on puisse attribuer au climat ou à la localité. Pas de décès, ni même que je sache un seul cas sérieux de fièvre. » (Dr Lockard, 1850.)

Suit la description reproduite plus haut, du typhus causé par le curage des égouts.

Ainsi, dans cette année : cause évidente d'infection typhique; le typhus se déclare mais il reste sur place; il ne frappe que ceux qui sont immédiatement exposés aux émanations. L'été a été sec, le miasme paludéen ne s'est pas développé, l'infection est insuffisante pour s'étendre à l'établissement Européen pourtant si voisin, ou pour envahir la campagne prédisposée cependant par les privations et les misères suite de la famine. Il est à remarquer que les chiffres donnés par le Dr Lockard, dans les quatre tableaux météorologiques que nous citons ici, sont moins élevés que ceux du tableau officiel donné plus haut, d'après le Dr Jamison. Les concessions n'ayant pas encore été envahies par la population Chinoise, un petit nombre de maisons entourées de jardins recouvraient alors une superficie considérable; l'abondance de la végétation prévenait la réverbération du soleil sur les murs blancs des maisons, sur le macadam des rues, réverbération qui produit facilement aujourd'hui une action de 1 ou 2° sur la hauteur thermométrique. Cette différence s'observe encore entre les habitations de la ville, et les maisons de plaisance assez nombreuses aux environs.

Année 1852.

MOIS.	JOUR. maxima.	JOUR. minima.	NUIT. maxima.	NUIT. minima.	MOYENNE. Jour.	MOYENNE. Nuit.	PLUIE.	JOURS. pluvieux.
Janvier.....	18°33	5°56	7,22	— 4°44	10°56	+ 0°56	11p 1/4	7
Février.....	18,33	3,33	5,56	— 3,33	9,44	+ 1,11	2 1/2	10
Mars.......	17,22	4,44	12,78	— 2,22	11,11	5,00	6 1/2	16
Avril......	21,11	10,00	13,33	+ 0,56	15,00	8,89	9	21
Mai.......	28,33	15,56	20,00	8,33	21,11	13,89	2 1/4	5
Juin	28,33	20,00	23,89	15,56	25,00	19,44	1 1/2	10
Juillet.....	35,56	21,11	27,22	18,89	31,11	23,89	4 1/4	7
Août.......	33,89	24,44	27,78	17,22	30,56	25,00	9	11
Septembre..	31,67	18,89	25,00	10,56	25,56	19,44	4 1/2	11
Octobre.....	32,22	13,89	22,22	6,11	21,11	10,56	1 1/4	10
Novembre ..	24,44	12,78	15,56	5,00	18,89	8,89	5	10
Décembre...	17,78	7,22	8,83	— 3,89	12,22	2,22	1/2	5

AFFECTIONS MÉDICALES.

Fièvre intermittente..............	761
Toux.........................	850
Coqueluche....................	5
Asthme.......................	160
Hémoptysie...................	50
Consomption..................	33
Dyspepsie....................	662
Diarrhée.....................	535
Dysentérie...................	316
Hématémèse..................	12
Hématurie....................	7
Jaunisse.....................	52
Anasarque...................	67
Ascite.......................	20
Rhumatisme	636
Gonflement rhumatismal articulaire...........	16
Gonflement scrofuleux articulaire...........	58
Paralysie.....................	19
Epilepsie.....................	37

« Durant le cours de l'année, peu de maladies que l'on puisse attribuer au climat. Les mois de juillet et d'août ont été très-chauds; en fait, chaleur de l'été plus chaude que d'habitude. Mais avec des précautions contre l'exposition aux rayons du soleil, ce n'est pas la cause la plus fréquente des maladies.

« On a remarqué à Shang-haï une sorte de fièvre intermittente remarquable en ce que la sueur, qui est très-profuse et égale en quantité d'eau excrétée la transpiration des cas ordinaires, ne se montre qu'aux mains et aux pieds, le reste de la peau étant parfaitement sec. La céphalalgie et le malaise paraissent plus grands que dans les cas ordinaires de pareille intensité. » (LOCKARD, *Rapport*, 1851.)

Je crois devoir citer ce passage du Dr Lockard, mais je n'ai jamais rencontré de cas semblable et c'est la seule fois que je vois cette fièvre mentionnée dans tous les rapports de diverses sources que j'ai eus entre les mains.

Année 1852. Année sèche, 20 pouces environ de pluie en moins que l'année précédente, année salubre, peu de fièvres, pas d'épidémies, cependant quelques dysentéries en octobre. Le 16 déc., 2 secousses de tremblement de terre. Le jour suivant par vent de N. E. pluie de sable.

Les années 53, 54, 55, ne présentent rien de remarquable, c'est toujours la même liste de maladies. Les comptes-rendus sont remplis des cas chirurgicaux provenant des blessés de l'armée impériale qui avaient repris Shang-haï sur des pirates qui s'en étaient emparés.

L'année 1856 a été très-pluvieuse. Un typhon a causé une inondation d'environ deux pieds. Automne malsain, fièvres intermittentes. Ici encore je retrouve la description d'une fièvre lente, nerveuse, probablement encore une fièvre typhique marchant avec l'empoisonnement palustre. Diarrhées et dysentéries aussi bien chez les Européens que chez les Chinois. Toujours pas de choléra. Epidémie d'ophthalmie. De 1856 à 1859 je ne trouve rien à noter, la liste des malades est à peu près la même.

En examinant attentivement les listes de maladie, considérant que le nombre de lits dont pouvait disposer l'hôpital était très-restreint, que la plus grande partie des malades étaient admis seulement à la consultation, que c'est la classe nécessiteuse seule qui vient chercher des secours gratuits, on s'explique facilement le chiffre élevé des rhumatismes, lèpre, éléphantiasis, dyspepsie, anasarque. Ce sont les mêmes raisons qui font que nulle part nous ne voyons dans les listes la fièvre typhoïde, le typhus ou la fièvre remittente bilieuse (Shang-haï fever) auxquelles sont sujets les chinois et dont cependant le Dr Lockard s'occupe dans tous ses rapports. Je ne puis m'expliquer le chiffre relativement très-élevé des hématémèses figurant sur toutes les listes, surtout si je le compare à celui des hémoptysies. Les bronchites et l'asthme (expression complaisante sous laquelle sont évidemment réunies plusieurs affections pulmonaires non diagnostiquées) forment avec la fièvre intermittente et la dysentérie la caractéristique. Il n'est fait qu'une fois mention du choléra : « plusieurs morts causées par le choléra, on craint un moment une épidémie, mais les cas paraissent avoir été simplement sporadiques. » Une seule épidémie sérieuse de typhus est signalée cette fois sans restriction, sans hésitation; mais la cause en est connue, c'est l'extraction des boues des égouts, leur exposition aux rayons du soleil ardent de juillet au milieu d'une population très-dense. Il n'est fait nulle mention de fièvre pernicieuse, il est au contraire positivement spécifié qu'il n'y en a pas eu; l'épidémie elle-même n'a pas réussi à se propager; les conditions antihygiéniques signalées avec insistance dans chaque rapp)rt n'étaient pas suffisantes, elles pouvaient encore être avantageusement combattues par la salubrité naturelle du climat.

En 1860 la scène change, nous entrons dans la deuxième période. Il est vrai que de 1860 à 1864 ou 65, tout semble s'être réuni pour produire un état sans exemple. Je suis convaincu que dans tout autre pays les résultats eussent dépassé ce qu'on a vu de plus affreux en Europe. A Shang-haï, malgré la variété et la fréquence des épidémies subies, on est resté bien loin de nos pestes du moyen âge.

Les rebelles Taï-pings s'étant emparés de Sou-tchéou, capitale du Kiang-Nam, et de toutes les villes importantes de la province, marchèrent vers Shang-haï, semant les cadavres sur leur passage, et faisant fuir devant eux la population affolée. On estime de 15 à 1,800,000, le nombre de réfugiés qui vinrent, dénués de tout, chercher asile sur les concessions européennes et dans la ville Chinoise dont la population normale varie de 100 à 200,000 mille âmes. Je ne sais jusqu'à quel point ces chiffres peuvent être considérés comme exacts, mais ils sont vraisemblables. En 1860 j'étais embarqué sur la canonnière, *la Mitraille*, mouillée devant l'établissement que les Jésuites possèdent dans le faubourg de Ton-Ka-Dou, pour les protéger en cas d'attaque. Tous les soirs en regagnant notre bateau, nous avions à passer sur le corps des malheureux réfugiés couchés côte à côte dans les rues boueuses, au milieu des immondices. Les rebelles furent repoussés par les armes Anglo-Françaises à trente milles de Shang-haï, dans une série de combats meurtriers. Depuis lors ils durent se tenir à cette distance, mais la guerre civile continua entre Chinois, la mortalité fut énorme des deux parts et les cadavres furent laissés presque tous sans sépulture. Ceux des hommes tués à l'assaut des villes tombaient dans les fossés où ils restaient flottant aux rayons brûlants du soleil, jusqu'à ce que le flux et le reflux les promenant d'arroyos en arroyos les conduisissent à la mer. Shang-haï se trouvait ainsi entouré de toute part de cadavres en putréfaction. A Shang-haï même les réfugiés mouraient en grand nombre dans le plus complet dénuement. Lorsqu'on ne les jetait pas tout simplement à la voirie, ils étaient enfouis à fleur de terre ou déposés sur le sol dans un mince cercueil de sapin. Les Drs Sabatier et Duburquois qui n'ont connu Shang-haï qu'à cette époque, sont restés au-dessous de la vérité.

Alors les concessions étaient dans leur période de création, le nombre des maisons très-restreint; l'expédition Anglo-Française dut, en l'absence de casernes, entasser ses troupes dans les établissements chinois. Un grand nombre d'industriels venus à la suite de l'armée, des aventuriers attirés par le désir de chercher fortune, soit chez les rebelles, soit dans les troupes impériales, augmentaient encore l'encombrement.

Dans ces conditions les résidents acclimatés pouvaient jusqu'à un certain point résister. Mais les aventuriers qui arrivaient au milieu de l'été, après des traversées fatigantes ; mais nos marins et nos soldats obligés, avec un soleil de 60°, une température de 37 à 38° à l'ombre, de faire des expéditions ; mais tous les malheureux logés dans les maisons chinoises étroites et mal ventilées où la chaleur s'emmagasinait d'une façon effrayante, devaient être rudement éprouvés et devenir à leur tour cause d'infection. Pendant cinq ans Shang-haï fut dans un état permanent d'épidémie. Les mêmes maladies apparaissaient régulièrement dans le même ordre et aux mêmes saisons. En hiver : fièvre intermittente, variole, fièvre typhoïde, fièvre remittente bilieuse, compliquée de phénomènes typhiques assez marqués et assez constants pour que les médecins de cette époque aient cru devoir en faire une entité morbide. spéciale *fièvre typhique* pour les Français, fièvre de Shang-haï (Shang-haï fever) pour les Anglais. Au printemps : typhus, fièvre intermittente, diarrhée. En été : fièvres pernicieuses de tous les types, diarrhées, choléra. En automne : fièvre intermittente, dysentérie. Tel était l'ordre dans lequel elles se succédaient, la fièvre intermittente dominant toujours, et l'élément typhique imprimant en même temps son cachet à toutes les affections.

Les comptes-rendus du *London mission Hospital* pour cette période, méritent encore de nous occuper, en ce qu'ils ont trait surtout à des malades chinois. Ils nous montreront qu'en cas d'épidémie, l'accoutumance de l'indigène disparaît, et que l'infection produit les mêmes symptômes et réclame le même traitement chez lui que chez l'Européen.

C'est au mois de septembre 1860, que le Dr Henderson, qui a remplacé Lockard, signale, pour la première fois, un nombre considérable de cas de choléra asiatique avec mort fréquente entre 10 et 24 heures. Il guérissait les cas en apparence les plus désespérés, en donnant pendant le collapsus, toutes les 20 minutes, de larges doses de quinine et acide chlorhydrique. Aux mois de juillet et d'août, quelques insolations qu'il traite par des affusions froides et des stimulants légers.

En septembre 1862, il remarque que la dysentérie prend presque toujours la forme typhoïde et est justiciable de la quinine qui produit d'excellents effets quand l'estomac la supporte. Il l'emploie encore associée à l'acide chlorhydrique. La mortalité est considérable. Il emploie aussi le même acide contre la fièvre typhoïde. Dans la plupart des cas, après la seconde ou troisième dose, la langue commence à se nettoyer, la soif diminue, la diarrhée, la dépression et la langueur disparaissent.

En associant l'acide aux amers et au vin de Porto, il voit tous les symptômes s'amender, même dans les cas de délire les plus graves. Il observe, cette année-là, la forme diarrhéique de fièvre larvée qu'il traite par la quinine, mais toujours en y ajoutant les acides. Il signale de nouveau un nombre considérable de « Shang-haï fever. » Il cite entre autres un cas de typhus de médiocre intensité, avec guérison par la quinine.

« Un homme de 27 ans est apporté à l'hôpital, présentant tous les syptômes de *typhus fever.*

Cet homme avait antérieurement gardé le lit pendant quatre jours. Etant à son travail, il est pris de frissons et de douleurs dans les os ; prostration musculaire, violente céphalalgie. Au moment de l'admission, les yeux sont injectés, la face vultueuse, l'intelligence obtuse par moments; stupeur; pouls cervical; peau sèche et chaude, pouls faible, dépressible, à 126 ; langue couverte au centre d'un épais enduit blanchâtre, rouge aux bords et à la pointe; fuliginosités sur les dents, constipation, nombreuses pétéchies sur l'abdomen, la poitrine et les bras. Un purgatif salin est immédiatement administré et produit un effet marqué ; 0 gr. 10 de quinine dans 30 grammes de vin de Porto, quatre fois par jour ; 0 gr.75 de poudre de Dower le soir. trois jours après l'admission pas d'amélioration, le pouls plus faible, la langue sèche et noire, subdélirium loquace, soubresauts des tendons, urine fortement colorée ; on prescrit : 0 gr. 25 de quinine dans 60 grammes de vin de Porto toutes les 5 heures. Le sixième jour, mieux manifeste, la quinine est continuée ; le soir, pilules de coloquinte et de jusquiame ; le onzième jour le mieux persiste, le dix-neuvième sort guéri. » (Henderson. *London mission Hospital.*)

Le choléra fait une apparition en mai ; sérieux au début, il ne tarde pas à faiblir.

Pour celui de 1864, Henderson s'exprime ainsi :

« L'été dernier cependant, cette maladie a présenté d'une façon plus marquée que je n'avais eu encore l'occasion de l'observer, et qui mérite de ne pas être passée sous silence, les symptômes du choléra asphyxique.

« L'une des particularités de la maladie, l'an passé, était que les malades venaient à l'hôpital, se plaignant d'une simple indisposition, quoique leur pouls fût déjà insensible et leurs traits abattus et contractés. Si l'on ne faisait pas attention à eux, ils se laissaient tomber sur un banc et mouraient en 2 ou 3 heures. Dans trois ou quatre cas, j'ai vu des hommes se présenter à 11 heures ou midi avec les autres malades de l'extérieur, et quand leur tour d'examen arrivait, on les trouvait morts ou *in articulo mortis*, en sorte que dans ces cas, le choléra débutait en tuant le malade. Son invasion était si insidieuse que l'individu attaqué n'avait souvent pas conscience des premières atteintes. »   (Henderson, *loco citato.*)

Ici il décrit en détail la forme insidieuse asphyxique de choléra, entraînant la mort en 7 ou 8 heures. Si le choléra est pris au début, la mortalité est de 1 par 3 ou 4 malades ; traité plus tard, elle est au moins de moitié. Il considère toutes les fièvres comme justiciables de la quinine, y compris le typhus et le choléra. En 1866, il signale seulement 10 cas de choléra sporadique.

Il sera peut-être intéressant de ne pas quitter l'hôpital chinois, sans traduire la description que donne son médecin de la forme de lèpre   ( ) (.

La lèpre ou éléphantiasis des Grecs, se rencontre dans la province de Kiang-nam et est commune aux environs de Shang-haï La maladie commence par une ou plusieurs taches brillantes d'un rouge sombre sur le front, les jambes et le nez ; la peau paraît tendue et couverte d'un vernis. Les symptômes généraux sont peu marqués, quelques malades se plaignent de faiblesse et de langueur ; l'appétit est diminué, la langue est généralement saburrale. La sensibilité des parties affectées paraît d'abord augmentée. Après un temps variable de un à trois mois, des tubercules livides, légèrement· proéminents, indolents, se montrent et se répandent sur les diverses parties du corps. Des ulcères indolents et légèrement rongeurs apparaissent sur les extrémités inférieures, la peau est épaisse et dure, et si un tubercule est enlevé, il se produit souvent une hémorrhagie considérable.

Après quelques mois, toute la peau se tend et devient insensible, les lèvres sont plus épaisses, le nez s'aplatit, les narines sont plus dilatées et plus ouvertes en avant, les dents branlent, les gencives sont tendues et ulcérées, la physionomie devient caractéristique, tous les sens paraissent plus ou moins engourdis.

Pendant que l'affection progresse, le malade continue à vaquer à ses occupations, à moins qu'elles ne soient d'une nature pénible. La santé générale paraît peu altérée. La seule sensation éprouvée est un besoin constant de dormir.

A la troisième période, l'aspect devient hideux ; une partie de la face, du tronc, des bras est ulcérée, les paupières inférieures renversées en dehors, la cloison du nez est détruite, ainsi que le voile du palais ; les doigts et les orteils tombent, tout le corps paraît une masse de corruption. Cette forme est la seule manifestation de la lèpre dans cette province.

La lèpre est la conséquence de la mauvaise alimentation composée de riz, aliment peu nourrissant, de légumes, quelquefois de viande ou de poisson dans un état avancé de putréfaction, le tout cuit presque sans sel ; des émanations du sol, de l'insalubrité des habitations construites en torchis, basses, sales et humides, non exhaussées au-dessus du sol ; et de la saleté corporelle qui rend les maladies cutanées fréquentes dans toutes les classes. Elle ne paraît pas plus habituelle sur les côtes que dans l'intérieur. Malgré les privations plus grandes de ces dernières années, elle n'a pas augmenté. La lèpre ne paraît pas être héréditaire ni une conséquence de la syphilis. La maladie n'est contagieuse ni par contact, ni par proximité, les lépreux communiquent librement avec le reste de la population, aucune réglementation n'est formulée, ils ne sont jamais séquestrés. Je n'ai jamais vu un fumeur d'opium atteint de la lèpre.

La lèpre vulgaire ou dartre furfuracée d'Alibert est commune aussi dans la province, mais ce sont deux maladies spécifiquement différentes et n'ayant aucune affinité entre elles. (Henderson, *loc.cit.*)

Sabatier qui a écrit sur Sang-haï, où il a résidé de 1860 à 1863, donne les renseignements météorologiques suivants :

De mai 1860 en mai 1861, 95 jours de pluie, 78 jours de temps couvert, le mois d'octobre est le plus humide (15 jours de pluie) celui de juillet le plus sec (4 jours de pluie) ; température maximum + 37°, température minimum — 7° ; pression barométrique oscillant entre 775 et 752 ᵐᵐ. Il signale les mauvaises conditions de l'eau qu'il considère comme la cause principale des affections du tube digestif, ce qui n'a rien d'étonnant si l'on songe à la quantité énorme de détritus organiques dont elle était empoisonnée à cette époque. Pour lui le mode d'introduction dans l'économie des effluves organiques répandues dans l'air ou contenues dans les eaux, doit nécessairement varier. Suivant qu'il s'opère par les voies pulmonaires et cutanées ou par la voie gastrique, il survient une fièvre intermittente simple ou pernicieuse, une diarrhée, une dysentérie ou une affection vermineuse. (*Thèse de Montpellier*, 26 *février* 1864.) C'est suivant lui un principe infectieux d'origine animale ou végétale qui, à Shang-haï, donne naissance à ces maladies. Les affections du tube digestif se succèdent d'une façon constante ; à partir de juin, les embarras gastriques ; plus tard, de juillet en septembre, les diarrhées ; enfin depuis la dernière quinzaine d'août jusqu'en novembre, les dysentéries.

« Ces maladies disparaissent à tour de rôle, la disposition du tube digestif se modifiant à mesure que les saisons modifient la météorologie. Ne devons-nous pas voir là les effets d'une cause qui agit d'une façon lente et continue et dont les conséquences sont d'autant plus sérieuses qu'elle opère depuis plus longtemps. Les fièvres intermittentes pernicieuses sévissent surtout de juillet en septembre. » (Sabatier, *loco citato*.)

D'après lui, la diarrhée est, de toutes les maladies endémo-épidémiques, celle qui l'emporte par la fréquence. Comme gravité, elle suit la dysentérie, elle n'épargne personne, et il est rare qu'on passe quinze jours ou un mois à Shang-haï, sans éprouver quelque dérangement intestinal, dont la cause principale est l'état anémique, la présence de vers intestinaux ou le principe infectieux. De là, trois classes de diarrhée : la diarrhée due au principe infectieux, précède la dysentérie dont elle constitue le symptôme prémonitoire ou dont elle est un des modes de terminaison ; traitement : les purgatifs, les ferrugineux, les toniques et le quinquina continués pendant longtemps ; les lavements astringents ne rendent pas de grands services, les opiacés n'ont aucune efficacité. Il admet pour la dysentérie l'origine infectieuse ; les phénomènes météorologiques doivent favoriser l'action du principe délétère, mais ils ne peuvent être considérés comme cause occasionnelle. La fièvre intermittente détermine quelquefois une rechute de la dysentérie, il emploie alors la quinine ; mais dans ces cas, Sabatier ne considère la fièvre intermittente que comme une complication. De même, pour la forme typhoïde, qu'il a fréquemment observée, il croit à une complication, à une coexistence. A propos du choléra de 1862, il ne signale que la mortalité des malades reçus à l'hôpital : sur 71 admis, 44 décès. Il a trouvé les fièvres paludéennes très-communes et demandant à être promptement soignées.

On doit toujours craindre la perniciosité. Les fièvres

pernicieuses se montrent le plus souvent sous les formes algides et tétaniques.

Duburquois, qui remplace Sabatier comme médecin en chef de l'hôpital de Shang-haï, où j'étais son second. donne, dans sa thèse, la statistique des malades que nous avons eu à y traiter, du 1ᵉʳ mai 1863, au 1ᵉʳ septembre 1864. En 1864, les conditions commençaient déjà à être moins mauvaises. Les rebelles avaient été repoussés, les opérations militaires avaient lieu à une bien plus grande distance de Shang-haï, la population des réfugiés avait commencé à se disperser, et cependant nous trouvons : pour le personnel d'un bataillon de chasseurs à pied dont plusieurs malades étaient traités à l'ambulance, pour un aviso ou une corvette à vapeur de la marine, pour une trentaine de matelots à terre, plus quelques hommes pouvant provenir exceptionnellement des navires marchands ou du corps franco-chinois, c'est-à-dire pour environ 1,000 où 1,100 hommes :

Existants au 1er mai 1863	Entrants	Sortants	Existants au 1er sept. 1864	Décès	Rapatriés
81	737	560	30	102	126

Quant à la nature des maladies, on trouve :

Choléra	71	Maladies des organes respiratoires	27
Dysentérie	83	Maladies du cœur et des gros vaisseaux	12
Diarrhée	40	Fièvre typhoïde et typhus	16
Diarrhée chronique	16	Scorbut	8
Fièvre intermittente	92	Maladies diverses	17
Fièvre pernicieuse	32	Maladies chirurgicales	102
Anémie et cachexie palustre	73	Maladies syphilitiques	199
Hépatite	12	Variole	3
Phthisie	15		

Les causes de la mortalité sont les suivantes :

Choléra	32	Anémie et hydropisie	5
Dysentérie	20	Anévrysme	1
Diarrhée chronique	8	Anthrax (Glycosurie)	1
Fièvre pernicieuse	9	Scorbut	1
Fièvre typhoïde et typhus	7	Variole	1
Hépatite	2	Maladies chirurgicales et coups	
Phthisie	4	de feu	6
Bronchite capillaire	1	Peritonite, suite de coup de	
Emphysème pulmonaire	1	feu	2
Pneumonie	1		

De ces tableaux Duburquois tire la conclusion que le paludisme domine toute la pathologie de Shang-haï. Il admet parmi les causes qui l'engendrent, l'encombrement, l'engrais humain et l'insolation. Des divers modes d'absorption des miasmes, résultent pour lui, comme pour Sabatier, comme pour moi, des modifications dans les symptômes morbides : d'une part, la fièvre intermittente, simple ou pernicieuse, rémittente ou pseudo-continue ; de l'autre, la diarrhée, la dysentérie, l'état bilieux, l'hépatite ; nous y joindrons le choléra et le typhus. (*Thèse de Paris*, 5 *août* 1872.)

Il cherche à établir un diagnostic différentiel entre le choléra et l'accès cholériforme qui serait seul justiciable de la quinine.

« La fièvre d'origine paludéenne règne toute l'année à Shanghaï, elle varie en intensité, présente dans certaines circonstances mal déterminées plus de cas pernicieux que dans d'autres, mais ne cesse jamais. »

Presque tous les Européens arrivant à Shang-haï ont la fièvre.

« Le chiffre de la mortalité pour fièvre pernicieuse a été de neuf. Deux fois la fièvre a revêtu la forme tétanique, trois fois la forme cholérique, les quatre autres cas étaient des fièvres de forme apoplectique et comateuse. Elles sont souvent les conséquences de l'insolation ou de l'intempérance ; elles apparaissent de préférence dans les temps les plus chauds, elles sont très-meurtrières, on perd un malade sur deux ou trois. La quinine agit très-bien, mais il est quelquefois difficile de la faire absorber ou l'on arrive trop tard.

« A chacun des grands fléaux qui ravagent l'humanité, correspond une forme de fièvre paludéenne. Nous voyons la même chose à Shang-haï à propos du typhus, né à la suite de l'envahissement de la ville et de ses environs par des bandes affamées, le typhus exanthématique décime ces réfugiés et imprime aux fièvres pernicieuses un cachet tel, que la plupart des rapports parlent de fièvre typhoïdiformes. (Thèse citée.)

Il donne les symptômes de cette fièvre :

« Début rapide, intense, s'accompagnant de surdité, prostration, stupeur et délire dès le deuxième ou troisième jour ; du deuxième au cinquième jour, irruption très-abondante, morbilliforme, se transformant au bout de quelques jours en une éruption petéchiale. Durée de un à trois septénaires. Défervescence soudaine, le malade reprend tout à coup connaissance comme s'il s'éveillait. La mortalité dans les cas d'épidémie est très-grande, elle peut atteindre 50 p. 100 et même plus.

« Dans les cas isolés l'ensemble des symptômes est moins caractérisé. Il y a une certaine rémittence qui modifiie le tableau de la maladie. Les symptômes d'ataxie paraissent l'emporter sur ceux de stupeur et de prostration et alterner avec eux.

« Les autopsies ont permis de constater que les lésions, variables souvent, ne sont pas celles de la fièvre typhoïde. Souvent lésions nulles de l'appareil gastro-intestinal ; quelquefois on y voit des ecchymoses ; quand il y a eu des selles sanguinolentes, ce qui n'est pas rare, il y a une infiltration sanguine générale de la muqueuse ; quand il y a tuméfaction des glandes mésentériques, ce qui n'est pas constant, on ne trouve pas le gonflement et l'ulcération des glandes et des plaques de l'intestin.

« La lésion caractéristique paraît être dans l'ensemble des lésions encéphaliques ; l'hyperémie considérable du cerveau et des méninges, quelquefois hémorrhagies arachnoïdiennes ; rate volumineuse en bouillie. Les lésions de l'appareil respiratoire et celle du cœur très-fréquentes n'ont rien de caractéristique. » (Duburquois, *thèse de Paris*.)

En étudiant les rapports et les deux thèses analysées ci-dessus, on est frappé de l'importance prédomiuante accordée au paludisme pendant toute cette période de mortalité si grande et d'épidémies si variées. Dans toutes les affections endémo-épidémiques dont s'occupent les auteurs, le miasme d'encombrement existe, le typhus lui est rapporté, mais toujours la fièvre des marais joue pour eux le rôle important. Ce sont probablement les résultats obtenus dans l'emploi de la quinine qui leur dictent cette appréciation. Que doit-on en conclure ? que l'un des empoisonnements dominait l'autre ? ne serait-ce pas que la quinine agit dans les deux cas malgré l'assertion contraire de la plupart des thérapeutistes ? ou bien ne faut-il pas admettre un seul et même empoisonnement à absortions variées et à symptômes modifiés suivant les saisons où les conditions vitales du sujet attaqué. Sans qu'ils insistent sur ce point, c'est cette dernière opinion que fait naître la lecture de leurs observations. Cette parenté, cette union intime d'action a frappé tous les observateurs qui ont suivi des malades en Chine.

La *Sémiramis* fait, en janvier 1863, un séjour de quinze jours sur rade de Shang-haï. Immédiatement après son départ se déclare à bord une petite épidémie de fièvre pernicieuse. Le Dr Gaigneron, médecin principal, la signale dans son rapport comme se rapprochant du typhus par certains caractères et comme due à un mélange de miasmes paludéens et d'émanations provenant d'une population de 2 millions d'hommes. Je pourrais multiplier les citations. Je reviendrai sur cette question en traitant de la fièvre intermittente et de la rémittente telles qu'on les observe aujourd'hui.

A partir de 1865, nous entrons dans la troisième période de l'état sanitaire de Shang-haï. Le choléra disparaît d'une façon définitive. En 1866, nous voyons quelques cas sporadiques chez les Chinois, mais le dernier cas chez les Européens est du 10 août 1865. Nous ne trouvons plus qu'il soit, dans les statistiques, fait mention de fièvre pernicieuse ; il n'y a que l'apoplexie pulmonaire (heat apoplexy), généralement conséquence d'une insolation, le plus souvent chez les alcooliques, qui puisse être considérée comme un accès pernicieux. Le paludisme persiste bien toujours, il se trouve au fond de toutes les maladies. Les conditions locales fébrigènes n'ont pas disparu, elles ont seulement diminué. Les résultats surtout ont changé, soit que les miasmes soient moins puissantes par suite de la diminution de l'encombrement, auquel cas l'encombrement devrait être considéré comme un des agents de la fièvre intermittente, soit que l'encombrement ayant disparu et les conditions étant meilleures, les organismes ne présentent plus le même degré de réceptivité.

Les statistiques suivantes qui donnent l'état actuel, contrastent avantageusement avec les tristes tableaux ci-dessus, et sont même plus avantageuses que celles de la première période. Elles sont empruntées aux rapports semestriels de mon collège et ami le Dr Jamiesson dans le *Custom medical Reports*, et soigneusement extraites par lui des registres des cimetières européens et de ceux de l'hopital général.

Elles n'ont trait qu'aux Européens. On devra ne pas oublier que plusieurs des cas de l'hôpital ont été contractés hors de Shang-haï, mais cette cause d'erreur est peut-être compensée par le nombre de malades qui s'expatrient à la recherche de la guérison et dont le décès ne figure pas dans nos listes. La population qui fournit ces chiffres est composée d'environ 2,000 résidents, et d'une moyenne de 1000 à 1100 marins. Cette population flottante fournit les chiffres les plus forts de décès, surtout par dysentérie et maladie de foie.

RELEVÉ DES REGISTRES DES CIMETIÈRES 1871

Avril	Mai	Juin	Juillet	Août	Septembre
3	8	5	10	17	9

Relevé des registres des cimetières 1871, donnant un total de 52 décès dont 13 sont suites d'accidents, 2 sont des malades morts le jour de leur arrivée à Shang-haï, 3 sont des indigènes, 4 des enfants de moins d'un an.

Ce qui laisse pour les six mois 30 décès pour la population adulte européenne, ou moyenne de 19,46 par mille pour l'année

Ces calculs ont quelque chose d'hypothétique. Les relevés des registres de l'hôpital général sont plus officiels. Ils donnent :

MOIS	ENTRÉES	MORTS	CAUSES DE MORT	MORTS par maladies spéciales au climat.
Avril.	18	1	Phthisie.	0
Mai.	26	6	*Tyhoïde*, 1; *variole*, 2; traumatisme, 1; *typhus*, 1; maladie d'Addison, 1.	4 ou 15,39 pour 100.
Juin.	18	6	*Hepatite*, 2; phthisie, 2; pneumonie, 1; *insolation*, 1.	3 ou 16,66 pour 100.
Juillet.	24	1	Phthisie.	0
Août.	32	7	*Delirium tremens*, 1; *typhus*, 2; *dysentérie*, 3; tumeur encéphalique, 1.	6 ou 18,75 pour 100.
Septembre.	33	6	*Hépatite suppurée*, 1; dysentérie, 1; traumatisme, 1; pneumonie, 1; méningite, 1; anévrysme, 1.	3 ou 9, 09 pour 100.
Total.	151	27		

En retranchant 27 cas causés par les maladies générales, phthisie pneumonie, etc., il nous reste 16 cas, ou 10,59 pour cent sur les entrées de maladies sous la dépendance du climat.

Pour les six mois d'octobre 1871, à avril 72, les registres des cimetières donnent :

Octobre	Novembre	Décembre	Janvier	Février	Mars	Total.
13	8	7	7	2	2	39

Sur ces 39 décès, on compte 2 enfants au-dessous de deux ans, 1 suite de blessures, 3 asphyxiés par submersion, 2 arrivés mourants à Shang-haï, 18 non résidents. La mortalité pour les résidents adultes se réduit donc à 13. Ou en y comprenant les enfants et calculant sur une population de 2,000 âmes (chiffre certainement trop faible), la moyenne serait de 15 par mille.

L'hôpital général donne pour la même période :

MOIS	ENTRÉES	MORTS	CAUSES DES MORTS	MORTS par maladies dues au climat
Octobre	21	4	*Dysenterie, 3; typhoïde, 1.*	4 ou 19 0/0 des entrées.
Novembre	27	1	*Hépatite suppurée.*	1 ou 3, 7 0/0 des entrées.
Décembre	24	1	*Dysentérie.*	1 ou 4, 2 0/0 des entrées.
Janvier	15	3	*Dysentérie, 2; maladie de Bright, 1.*	2 ou 13, 3 0/0 des entrées.
Février	12	1	*Dysentérie.*	1 ou 8, 3 0/0 des entrées.
Mars	20	0		
Total.	119	10		

Il est à remarquer que les morts sont rapportées au mois où l'entrée a eu lieu, où la maladie a commencé, et non à la date réelle de la mort. Noter en outre que pendant ces six mois d'hiver sur 10 morts, 7 y sont dues à la dysentérie, 1 à la fièvre typhoïde, 1 à l'hépatite suppurée.

Pour le second et troisième trimestre, les registres des cimetières donnent en 1872 :

Avril.	Mai.	Juin.	Juillet	Août.	Septembre.	Total.
12	6	5	19	13	8	63

Sur ce nombre de décès nous avons 5 enfants de moins de deux ans et 4 morts par submersion.

Nous avons donc 54 décès pour une population de 3,200 environ y compris la population flottante. Nous pouvons ne pas considérer comme dus au climat les 10 cas d'apoplexie pulmonaire (heat apoplexy) qui est le résultat direct de l'alcoolisme, et nous ne trouvons plus que 11 décès causés par les affections climatériques.

Les relevés de l'hôpital général pour la même période donnent :

Galle.

4

MOIS	ENTRÉE	MORTS	CAUSES DE MORT	MORTS par maladies dues au climat.
Avril.	28	7	Maladie du cerveau, 1; phthisie, 1. Pneumonie, 1; anévrysme, 1. Bronchite tuberculeuse, 1, maladie de Bright, 1.	
Mai.	27	5	*Typhus*, 2; phthisie, 1; bronchite tuberculeuse, 1; emphysème, 1.	2 ou 7, 4 0/0 des entrées.
Juin.	27	3	Contusion du cerveau, 1; maladie du cœur, 1; *typhus*, 1.	1 ou 3, 7 0/0 des entrées.
Juillet.	36	7	*Insolation*, 5; Phthisie, 1. Scorbut, 1.	5 ou 13, 9 0/0 des entrées.
Août.	34	5	*Dysentérie*, 2; *arachnoïde spinale*, 1; *Fièvre remittente*, 1, maladie de Bright, 1.	4 ou 11, 8 0/0 des entrées.
Septembre.	24	5	*Dysentérie*, 2; *Insolation*, 1. Bronchite tuberculeuse, 1. Maladie du cœur, 1.	3 ou 12, 5 0/0 des entrées.
Total.	176	32		

Dans le relevé des décès pour le 2e et 3c trimestre 1872 se trouvant dix cas d'apoplexie pulmonaire comprenant six des cas portés ici comme insolation. Le malade étant entré au moment de l'insolation, son billet de décès porte le symptôme ultime qui est l'apoplexie pulmonaire.

La proportion des morts est de 18, 2. des entrées.

Le relevé des registres des cimetières du 1er octobre 1872 au 1er avril 1873 donnent :

Octobre.	Novembre.	Décembre.	Janvier.	Février.	Mars.	Total.
9	7	7	8	10	9	50

Comprenant deux abcès du foie, 5 anévrismes, 2 dysentéries, 4 fièvres typhoïdes, 4 affections organiques du cœur.

L'hôpital général a admis 162 malades et a eu 24 décès. Les admissions comprennent 4 fièvres typhoïdes, 11 fièvres paludéennes, 9 dysentéries, 4 congestions et inflammations hépatiques, 2 hépatites suppurées, 4 varioles, 1 insolation, 1 typhus.

Le relevé des décès montre :

Epilepsie	1	Bronchite	2
Abcès du foie	2	Urémie	1
Affection cérébrale	2	Phthisie	2
Anémie	1	Fièvre typhoïde	4
Anévrysmes	3	Maladie du cœur	3
Tuberculose	2	Variole	1

Dans le semestre d'été de 1873, le registre des cimetières donne :

Avril.	Mai.	Juin.	Juillet.	Août.	Septembre.	Total.
4	9	7	8	4	16	48

Comprenant deux enfants. Il est à remarquer que les chiffres de la mortalité des enfants sont très-faibles et bien inférieurs à ceux d'Europe.

L'hôpital général a 134 entrées et 19 décès.

Parmi les entrées nous notons : 3 fièvres remittentes, 1 typhus, 6 typhoïdes, 10 fièvres intermittentes, 17 dysentéries, 5 varioles, 2 abcès du foie, 4 diarrhées.

Les maladies ayant causé la mort sont :

Syphilis tertiaire	1	Dysentérie	2
Variole	1	Cancer de l'estomac	1
Abcès du foie	2	Anévrysme de l'aorte	1
Pyémie	1	Typhus	1
Hémiplégie	1	Tétanos	1
Fièvre remittente	1	Maladie de Bright	2
Phthisie	2	Ascite	1

Nous voici arrivés à ce qu'on peut considérer comme l'état normal de Shang-haï.

Le paludisme s'y fait sentir ; les conditions hygiéniques sont détestables, et nous avons vu que la mortalité y est bien inférieure à ce qu'elle est en Europe, même en tenant compte du petit nombre de vieillards que renferme la population européenne et des quelques malades qui abandonnent Shang-haï, pour chercher vainement un moyen de guérison dans l'air de la mère-patrie.

La marche et les caractères particuliers des diverses maladies viennent encore confirmer mon opinion sur la salubrité du climat. Je vais brièvement les passer en revue.

Le *choléra*, qui, depuis dix ans, a complétement disparu, ne présentait rien de particulier, si ce n'est la prédominance marquée de sa forme asphyxique. On a vu dans la description donnée plus haut, combien sa marche était insidieuse. J'ajouterai que les réactions typhoïdes étaient très-fréquentes et que beaucoup de personnes y succombaient. Je retrouve dans mes notes le cas curieux d'une femme qui, après une réaction typhoïde très-grave, guérit en conservant une diarrhée chronique|avec atrophie du foie, à laquelle elle succomba au bout d'un an et demi, n'ayant jamais cessé d'avoir des selles riziformes. Le traitement qui m'a le mieux réussi a consisté dans les excitants diffusibles, le calomel ou l'ipéca au début, dans la quinine et les purgatifs salins, pendant la réaction Lors de la dernière épidémie, j'ai employé presque toujours avec succès le succinate d'ammoniaque ; mais je n'oserais en tirer aucune conséquence, l'épidémie touchant alors à sa fin et ayant certainement perdu beaucoup de son intensité. Pendant les années où cette épidémie a régné, elle a toujours paru en juin et cessé en août, sauf quelques cas en automne, dans les deux ou trois premières années. Cette maladie étant, au dire des médecins de l'expédition du Meikong, endémique dans les provinces du Yunan et du Koui-tchou au S.-O. de la Chine ; les communications avec l'Inde, où elle régnait en même temps qu'à Shang-haï, étant fréquentes ; d'un autre côté, toutes les conditions propres à la faire naître se trouvant réunies sur place, et quelques cholérines se montrant sporadiquement tous les étés à Shang-haï, je ne trancherai pas la question de savoir si elle survenait spontanément ou si elle était importée. Je dirai seulement qu'au moment ou j'ai quitté la Chine, dans l'été de 1873, le choléra régnait épidémiquement dans le royaume de Siam et à Singapour, que Macao, point salubre par excellence, en eut quelques cas et que la côte de Chine fut épargnée.

La fièvre intermittente fait son apparition dans les premières chaleurs, qui ont lieu au mois de mai. La description en a été donnée si souvent, que je n'y reviendrai pas ici ; je dirai seulement qu'elle est rarement franche. Ce n'est guère que dans les cas anciens, les cas importés, ou bien en hiver lorsque l'organisme à réagi, et lorsque le vent, soufflant du nord-est et repoussant les miasmes de la ville chinoise, les conditions hygiéniques sont différentes, que les trois stades se montrent. Le plus ordinairement le frisson manque ; parfois la période de chaleur est très-courte, la transpiration se montre presque au début ; le plus ordinairement c'est la période de chaleur qui constitue l'accès. Mais un des caractères les plus frappants, c'est la prédominance de l'élément bilieux et la tendance à devenir rémittente. Si la médication n'intervient pas, les accidents bilieux persistent, les accidents typhoïdes se montrent, la rémittente bilieuse se déclare. Dans les années mauvaises, on observait souvent la fièvre pernicieuse : quelle que fût la forme sous laquelle elle se montrait, les accès étaient tellement subintrants, qu'il était impossible de trouver un moment de rémission, et que, si la quinine n'était pas largement donnée au début, le moment d'agir ne se retrouvait pas. Quelle que fût la forme, algide, cholérique, syncopale, nous étions obligés de ne tenir compte d'aucune des prétendues contre-indications, trop heureux quand l'anti-périodique avait le temps d'être absorbé. Nous ne connaissions pas alors l'injection sous-cutanée, que j'ai employée avec grand succès dans les cas rares qui se sont depuis présentés à moi.

Dans les cas de fièvre intermittente simple ou compliquée, légère ou grave, il est rare qu'il n'y ait pas complication bilieuse. La quinine ne peut être absorbée si son emploi n'est précédé, suivant les cas, d'un vomitif ou d'un purgatif. Pour l'accès pernicieux, la première indication est de gagner du temps, sans tenir compte des contre-indications admises pendant si longtemps; l'anti-périodique doit être administré le plus rapidement possible, quel que soit le type, en y joignant une dose de calomel et des lavements purgatifs. La quinine doit être administrée en solution dans l'eau additionnée d'acide sulfurique ou d'acide tartrique. La première dose doit être d'un gramme en une seule fois suivie de doses plus ou moins fortes, à une demi-heure ou à une ou deux heures d'intervalle suivant la gravité du cas; surtout on ne doit pas attendre les prétendues rémissions qu'en Chine on ne rencontrerait généralement pas. Le premier accès passé, la quinine doit être continuée pendant plusieurs jours à doses décroissantes. Dans les cas très-graves, les injections hypodermiques peuvent rendre de très-grands services, vu la sûreté et la rapidité de l'absorption.

Pour les cas simples, bien réguliers, la quinine doit être donnée de manière à ce que le summum d'action physiologique du médicament corresponde au début de l'accès, c'est-à-dire de cinq à sept heures avant le début du frisson, ou de la céphalalgie si le frisson manque. La dose varie de 0,50 à 1 gr. 50 suivant le cas et les sujets; je donne rarement plus de 0,50 gr. en une dose. Quand je veux donner 1 gr. ou 1 gr. 50, je prescris des doses de 0,50 à prendre à une ou deux heures d'intervalle. J'ai pu, en tenant grand compte des heures des accès, guérir plusieurs fièvres anciennes, tierces, quartes ou de types à accès plus éloignés, rebelles depuis des années. Un point à ne pas perdre de vue dans la médication de la fièvre intermittente à Shang-haï, c'est que de même qu'ils passent rarement par les trois stades, les accès de fièvres sont rarement aussi franchement quotidiens, ils devancent toujours de quelques heures sur l'accès précédent.

L'arsenic m'a paru n'avoir aucune action contre la fièvre intermittente au début, mais, dans le cas d'anémie, lorsqu'elle a causé des gastralgies, dans le cas de cachexie palustre, l'arsenic trouve sa place. En modifiant la nutrition, en rappelant l'appétit, il restaure les forces et devient un moyen de médication d'autant plus utile que la quinine est alors très-infidèle et le plus souvent nuisible. L'arsenic, les amers, les toniques, le fer doivent alors prendre sa place.

La fièvre *rémittente bilieuse* est la forme la plus fréquente, je ne dirai pas de l'empoisonnement paludéen, mais des deux empoisonnements car les deux ont lieu à la fois. C'est cette maladie mal définie décrite plus haut, qui est désignée tour à tour, suivant les nomenclatures, sous le nom de *rémittente bilieuse*, *F. typhique*, *Shanghaï fever*, *F. gastrique*, *F. entérique*. Elle tient de la fièvre intermittente par l'intermittence dans les cas légers, la rémittence dans les cas graves, par une tuméfaction légère du foie et de la rate, par l'action évidente du sulfate de quinine ; elle tient du typhus par la prédominance des accidents nerveux, par la stupeur et l'ataxie qui l'accompagnent dès le début, par l'altération rapide

du sang, souvent par des pétéchies, parfois par des hémorrhagies. Suivant la saison et un degré de plus dans
un sens ou dans l'autre, elle est fièvre intermittente ou
typhus. C'est cette maladie qui domine la pathologie;
c'est elle qui, dans les années mauvaises, frappe les
anciens résidents.

Le nouvel arrivant est rarement atteint de cette forme
insidieuse; chez lui l'empoisonnement se manifeste simplement par des malaises, embarras gastriques, diarrhées.
S'il est plus sérieusement frappé, et pour cela il faut
une cause occasionnelle, le plus généralement une insolation ou un écart de régime, il a un accès de fièvre intermittente, ou bien il est atteint de fièvre typhoïde.
Mais, qui est surtout frappé? l'ancien résident, celui qui
s'est trouvé longtemps dans des conditions mauvaises
pour la santé, absorbant des miasmes éliminés seulement en partie; le missionnaire qui, dans l'intérieur,
vivant à la chinoise, habitant des maisons encombrées,
sales et humides, ayant une nourriture le plus souvent
insuffisante, meurt presque toujours victime de cette
affection.

Du reste, avec les améliorations apportées dans l'hygiène publique et privée, cette affection a, dans sa forme
grave, presque entièrement disparu.

Il est rare de rencontrer réunies, comme nous l'avons
fait à Shang-haï, les diverses causes d'infection. Aussi le
mode d'empoisonnement par les divers miasmes n'est-il
peut-être pas encore suffisamment étudié au point de
vue de leur parentée ou de leur influence réciproque.

La prédominance de la fièvre paludéenne dans les pays
intertropicaux, où elle remplit presque à elle seule le
cadre nosologique, ne serait-elle pas uniquement le ré-

sultat de la prédisposition organique sous l'influence de la température. Un fait me frappe dans les relations d'épidémies de fièvre pernicieuse; à bord des bâtiments et loin de terre, sous les latitudes tropicales, c'est le marais nautique qui est reconnu comme cause. Dans le nord le même marais nautique ne produit pas la fièvre intermittente, il produit le typhus. Dans le traité des maladies infectieuses de Griesinger, on lit : « *Sous l'influence de conditions particulières la fièvre intermittente peut quelquefois à son début revêtir la forme continue et offrir les apparences du typhus.* » Ce fait s'est bien souvent présenté à l'observation des médecins de la marine, plusieurs de mes amis me parlant d'épidémies de fièvres intermittentes, dans des cas de transports encombrés, me disaient : au début nous crûmes avoir affaire à une épidémie de typhus. Sabatier (thèse déjà citée) raconte une épidémie de fièvre pernicieuse survenue à bord de LA FORTE encombrée de passagers et dit : *Un moment je me demandais si nous n'allions pas être aux prises avec une cruelle épidémie de typhus sidérant.*

Le Dr Esquive attribue l'épidémie de fièvre palustre du VOLTA à l'insuffisance de cubage du faux pont, dans lequel s'ouvre la cambuse où se trouve le four et où couchent les dysentériques ; il ne considère ces conditions que comme causes prédisposantes ; pour lui, le miasme qui frappe tous les hommes de la compagnie de débarquement est absorbé dans une seule journée de séjour à terre sur les côtes de Madagascar. Là, comme cela arrive fréquemment à Shang-haï, l'exposition directe aux rayons du soleil a pu être la cause déterminante.

Jusque dans ces derniers temps le typhus était considéré comme maladie des pays froids, il règne pourtant endémiquement dans le sud de la Chine et dans certaines parties de l'ANAM et du LAOS. Je lis dans les *notes médicales sur l'expédition du Meikong* :

« Dans les forêts désertes de l'Indochine le typhus est connu sous le nom de fièvre des bois.

Pour quelques auteurs, le typhus est encore une maladie nosocomiale dont le miasme infectieux non spécifique naîtrait de l'encombrement des hôpitaux ou de la grande agglomération des hommes. Pour d'autres, ce serait une maladie provenant d'un miasme spécifique ou processus typhoïde qui ne rencontrerait dans les hôpitaux et les camps que des conditions favorables à son développement, miasme analogue à celui du choléra et de tant d'autres maladies (*Griesinger*). Du reste, l'existence du thyphus n'est pas, comme on le croyait autrefois, liée aux hôpitaux ou aux armées et le caractère d'ubiquité ne saurait plus maintenant lui être refusé. Son endémicité est maintenant mise hors de doute sur le plateau mexicain, en Ecosse, en Irlande, en Angleterre, en Pologne (*Griesinger*), pays ou la culture est très-faible. Les marais si nombreux dans les forêts de l'Indo-Chine jouent un rôle sérieux dans l'endémicité du typhus. On a quelque fois vu régner épidémiquement le typhus exanthématique et la fièvre intermittente dans des contrées qui jusqu'alors avaient été exemptes de paludisme.

(*Thorel, notes médicales sur l'expédition du Meikong.*)

Évidemment les fièvres contractées dans les forêts désertes sont bien dues à ce qu'on appelle jusqu'à présent le miasme paludéen. La maladie est bien le typhus tel qu'il est décrit par le Dr Henderson à Shang-haï, tel que j'en ai vu de nombreux cas à une certaine époque répondant par tous les symptômes à la description si complète que donne Graves du typhus d'Irlande, tel qu'on en voit encore quelques cas isolés, toujours au printemps ou en automne ; j'avoue avoir été, dans trois ou quatre circonstances, surpris par des cas que je traitais au début comme une fièvre simple et de peu de gravité. J'ajouterai, à l'encontre de l'opinion de ceux de nos collègues qui veulent que la quinine soit sans effet, qu'il m'a semblé toujours en retirer des avantages marqués quand je l'ai employée au début, non pas à dose massive comme pour la fièvre intermittente franche, mais à fortes doses continues et filées, 2 gr. ou 2 gr. 50 c., quelquefois plus, en potion, dans les 24 heures.

D'ailleurs, le miasme paludéen agit-il toujours? se manifeste-t-il toujours de la même manière? et n'est-il pas un protée à mille formes? « *Les types de la fièvre ne sont pas les mêmes aux pays chauds. Les fièvres à types irréguliers y sont des plus communes, les accès ont surtout leurs stades incomplets ou intervertis* (Dutrouleau, *Maladie des pays chauds*).

J'ajouterai que, plus la fièvre est intense, plus les symptômes sont irréguliers et qu'à Shang-haï, pays modérément paludéen, la fièvre intermittente de moyenne gravité, celle qui vient en hiver, à laquelle l'organisme est accoutumé, qu'on pourrait appeler chronique, est la seule qui passe par les trois stades. Au début, ou bien si elle présente de la gravité, elle est irrégulière et prend de suite la forme typhique.

Le miasme paludéen se localise d'après la constitution médicale. Sans revenir sur les diverses formes de fièvres pernicieuses, ne savons-nous pas qu'il donne lieu, suivant les saisons, à l'hépatite, à la dysentérie, à des diarrhées chroniques, à des névralgies intermittentes? On admet généralement qu'un climat est d'autant plus salubre qu'il est plus éloigné de l'équateur. De plus, à mesure qu'on se rapproche de cette ligne, le cadre nosologique va se rétrécissant, si bien que vers les tropiques il se réduit presque à une unité morbide, le *paludisme*. Serait-il donc absurde d'admettre que l'empoisonnement

se manifeste d'une façon de plus en plus évidente à mesure que l'organisme est de plus en plus modifié dans
un certain sens par la chaleur? Chez le Chinois l'insolation ou n'a pas de suites, ou foudroie par la congestion
cérébrale ; chez l'Européen, elle est suivie d'accès de
fièvre, souvent même de fièvre pernicieuse. Le miasme
provenant de détritus animaux, de la décomposition
d'animalcules inférieurs dans l'eau des marais, des
exhalaisons d'êtres vivants rassemblés en grand nombre, ou bien encore de matières animales en fermenta-
tion, n'a-t-il pas plusieurs voies différentes d'absorption?
L'introduction dans l'économie se fait par la peau, par
la muqueuse pulmonaire, par le tube digestif. L'absorption peut être intermittente ou continue, l'organisme
peut réagir de diverses manières, l'élimination du miasme
absorbé peut se faire d'une façon plus ou moins rapide.
En hiver les combustions sont plus intenses, une partie
du miasme absorbé peut être facilement comburé. Une
simple diarrhée peut faciliter une élimination assez considérable. Une partie trop faible pour agir immédiatement peut agir lentement sur la masse du sang, amener
une perturbation dans la nutrition, un trouble dans l'action sur les centres nerveux; à la suite de cette modification naîtrait le typhus. Dans d'autres cas, l'élimination par l'intestin se montrant en même temps qu'une
violente perturbation nerveuse, qu'une sidération du
système encéphalo-rachidien, produirait le choléra dont
le diagnostic différentiel avec les prétendus accès cholé-
riformes, admis aujourd'hui sans discussion par tous les
médecins qui ont exercé dans les pays chauds, est si
difficile. Cet empoisonnement produirait dans les pays
froids la dysentérie des camps dont les épidémies obser-

vées jusqu'à ce jour ont toujours précédé, accompagné ou suivi le typhus. Avec des conditions de chaleur exagérée, sur un organisme anémié, avec des sécrétions et des combustions diminuées, le poison absorbé plus rapidement et éliminé plus difficilement produirait la fièvre intermittente et ses diverses modifications sur les divers organes ; la fièvre intermittente serait alors l'empoisonnement aigu, le typhus entraînant si rapidement la décomposition cadavérique, serait l'empoisonnement chronique par décomposition du sang.

Comme nous l'avons vu, Shang-haï présente d'une façon peu accentuée les conditions généralement reconnues comme cause du paludisme ; son sol est plat il est vrai, les cours d'eau y sont abondants et soumis à la marée, mais tellement éloignés de la mer que l'eau n'en est jamais saumâtre. Comme tous sont creusés de main d'homme, les bords en sont à pic et ne permettent pas à l'eau de stagner à marée basse. Le sous sol n'étant pas perméable, ces mêmes cours d'eau à marée basse produisent un véritable drainage. Le sol complètement et soigneusement cultivé fait que dans la campagne il n'existe que peu de marais. La seule source sérieuse de paludisme, d'après les idées ordinaires, serait dans les rives du Yang-tse-Kiang, qui se trouvent à une très-grande distance. Les rizières elles-même ne peuvent être que très-peu incriminées ; à proximité des établissements européens, le nombre n'en est pas considérable, et d'ailleurs leur submersion ne dure qu'un temps très-court. Il faut donc chercher ailleurs la cause du paludisme.

Cette cause se trouve évidemment dans la masse d'immondices, dans les effluves délétères d'une grande ville à population trop dense.

Ce fait d'un climat salubre devenant paludéen dans certaines conditions d'encombrement, n'est pas spécial à Shang-haï; il s'est produit sur les côtes de Chine, partout où ces conditions se sont rencontrées. L'ile de Hong-Kong est un rocher volcanique ; le côté de l'ile où est bâtie la ville est dépourvu de toute espèce de marais ; il n'y a qu'une source d'eau vive, d'excellente qualité ; les torrents sont canalisés par des quais en pierre de taille ; les quelques rizières qui existent, si toutefois il en reste encore, sont de l'autre côté de la montagne ; absence complète de marais. Au début de l'occupation il y avait encombrement, et la fièvre pernicieuse se déclare ; les conditions deviennent meilleures et le paludisme diminue. En 1842, les décès par suite de fièvre paludéenne étaient, pour les troupes, de 19 0/0 de l'effectif ; en 1843, de 23 0/0 ; en 1844, de 13 0/0 ; en 1845, de 8 0/0 ; en 1846, de 2 1/2 0/0. Aujourd'hui, il y a à Hong-Kong une nombreuse population chinoise, et malgré les conditions les plus opposées aux émanations paludéennes, la fièvre intermittente y est endémique.

LA CAPRICIEUSE, LE COLBERT ET LE MARCEAU passent en 1857, six ou neuf mois en rade de *Touranne*, sur la côte de Cochinchine ; l'équipage de ces bâtiments y retrouve la santé, pas un nouveau cas de fièvre ne se déclare, les anciens guérissent. En 1860, une expédition occupe le pays, les troupes se massent sur le versant d'une colline ; la fièvre pernicieuse, la rémittente bilieuse à symptômes typhiques se déclarent et déciment nos troupes. Il est vrai qu'ici, on pourra invoquer le défrichement comme cause occasionnelle. Mais il n'en est plus de même à *Tché-fou*, pays volcanique, sans marais, ayant à peine assez d'eau pour les besoins de la vie, où les habitations peu nombreuses sont bâties sur une immense plage de sable, où le climat est d'une salubrité remarquable, et où les gens anémiés à Shang-haï retrouvent en quelques semaines la force et la santé. Pourtant, la petite ville chinoise d'*Yan-taï*, dont *Tché-fou* est le faubourg, encombrée comme toutes les villes chinoises, est sujette aux fièvres intermittentes; pourtant, en 1860, l'armée du général Montauban campe sur cette plage si salubre de *Tché-fou*, et presque immédiatement elle a à subir une épidémie de fièvres intermittentes et de dysentérie. Dans l'un comme dans l'autre cas, n'est-ce pas l'encombrement qui en est la cause? On pourrait multiplier les exemples.

Ainsi donc, d'un côté, fièvre des bois déterminant non pas la fièvre intermittente, mais le typhus; d'un autre côté, la saleté, l'encombrement des villes déterminant non le typhus, mais les fièvres intermittentes; voilà ce que nous rencontrons à chaque instant en Chine. N'y a-t-il pas là une indication pouvant être utile pour l'étude des miasmes?

La diarrhée est fréquente en été, mais depuis ces dernières années, elle est généralement peu grave. Nous ne voyons plus guère aujourd'hui les diarrhées de cause miasmatique analogues à la diarrhée de Cochinchine, ayant, cependant à un moindre degré, la même gravité et réclamant le même traitement par les préparations de quinquina, les purgatifs légers, l'ipéca uni au calomel sous la forme de pilules de Segond. Comme adjuvants, le sous-nitrate de bismuth et le diascordium m'ont rendu de très-grands services. Le diascordium est la seule préparation, parmi les opiacés et les astringents, qui m'ait paru de quelque utilité.

Aujourd'hui, sous l'influence du paludisme, pour attenué qu'il soit, les écarts de régime amènent très-facilement des embarras gastriques, des diarrhées suites de mauvaises digestions. Pendant la saison chaude, une température toujours supérieure à 33 ou 34 degrés fait rechercher pendant la nuit les courants d'air; l'impression du froid produit une répercussion de la sueur et peut-être un état paralytique des vaisseaux intestinaux, cause d'une abondante exhalation séreuse à la surface du tube digestif; de là, la plupart des diarrhées de l'été qui cèdent, du reste, avec la plus grande facilité à un régime intelligent, à un éméto-cathartique pour les diarrhées bilieuses, à un purgatif salin pour les diarrhées séreuses, suivis de l'emploi du bismuth uni à l'opium et surtout au diascordium. Cette impression de froid sur le corps en sueur produit assez souvent une autre affection, la *Colique Rhumatismale* qui présente la plus grande analogie avec la colique sèche des pays chauds. La paralysie des fibres lisses longitudinales entraîne une perturbation dans les mouvements de l'intestin; les matières fécales emprisonnées par la contraction des fibres transversales déterminent une action reflexe qui augmente le désordre; de là, constipation opiniâtre, douleurs violentes, vomissements bilieux, on a presque les signes d'un étranglement intestinal. Les purgatifs employés seuls sont sans effet, ils augmentent même le désordre. Les bains de siège très-chauds, les applications chaudes sur l'abdomen, surtout les applications chaudes d'essence de térébenthine soulagent la douleur; mais le vrai remède consiste dans la belladone à dose filée poussée jusqu'au commencement de l'action toxique. Au moment où la dilatation de la pupille, la sécheresse de la gorge, un peu de jactitation se prononcent, il y a détente ; quelquefois la nature seule amène la première évacuation ; dans tous les cas, elle peut-être alors obtenue par le plus simple purgatif. L'injection sous-cutanée de morphine produit quelquefois un effet analogue et est d'un maniement bien plus facile. Les congestions du foie étant fréquentes, *la colique hépatique* se présente quelquefois, elle réclame aussi le même traitement. Ici la morphine est à peu près sans effet, c'est la belladone qui est le remède par excellence.

La *Congestion hépatique* est fréquente, ai-je-dit; le moment où elle se montre surtout est le printemps ou le commencement de l'été. Mais *l'hépatite* est rare et surtout arrive rarement à la suppuration. Les cas figurant dans les listes que nous avons données sont presque tous des cas provenant de malades arrivés des ports du sud.

Je me rappelle avoir traité en 1868 un cas qui m'arrivait de Saïgon *in extremis*, pendant un accès de toux, l'abcès s'ouvrit dans les poumons, le malade rendit le premier jour trois ou quatre litres de pus, trois semaines après, la guérison était complète et ne s'était pas démentie en 1873 quand je quittai la Chine. Cependant on observe de loin en loin quelques cas contractés dans le pays. L'ouverture de l'abcès a plusieurs fois été pratiquée, mais je crois, toujours avec insuccès.

La congestion est avantageusement combattue par les éméto-cathartiques, les purgatifs, surtout le calomel. Dans les congestions chroniques, je me sers avec avantage du calomel associé à l'aloès, d'abord tous les deux jours, puis à des intervalles de plus en plus éloignés, en y joignant l'usage de l'eau de Vichy.

L'hépatite franche réclame l'emploi des purgatifs, de la quinine; si le sujet n'est pas trop profondément anémié, quelques sangsues peuvent aider le traitement, mais c'est un moyen qui ne doit être employé qu'avec la plus grande réserve.

La *dysentérie* est la maladie fréquente de l'automne, elle paraît avec les premières nuits fraîches. Elle est tout à fait analogue à la dysentérie des pays chauds, sauf qu'aujourd'hui sa gravité est bien moins grande. Prise au début, il est rare qu'elle résiste aux purgatifs et surtout à l'ipéca *à la Brésilienne*. Je la considère comme réclamant l'emploi de la quinine au début; il y a dans cette maladie un empoisonnement général et une localisation; elle doit donc être traitée avant tout comme une maladie miasmatique. Prise à temps chez un malade docile, il est rare qu'elle passe à l'état chronique. Cependant les écarts de régime, une constitution délabrée, des conditions hygiéniques mauvaises amènent encore trop souvent ce résultat. Il faut alors relever l'organisme par des toniques, faciliter le jeu des organes digestifs par des laxatifs ou des purgatifs légers et traiter l'intestin comme une plaie ordinaire à l'aide de lavements alternativement caustiques et toniques. Les lavements au nitrate d'argent, ceux à la décoction de quinquina associée à l'hypochlorite de soude, parfois les lavements amidonnés et laudanisés, suffisent le plus souvent à amener la guérison, surtout si à ce traitement on joint l'usage de l'hydrothérapie. Un point à ne pas oublier dans le traitement de la dysentérie, c'est le fait presque constant de la constipation. Il se passe ici, par un mécanisme différent, quelque chose d'analogue à ce qui a lieu dans la colique rhumatismale. Les ulcérations de la partie inférieure du gros intestin amènent par action reflexe une perturbation des mouvements péristaltiques et antipéristaltiques de l'intestin ; de là ténesme, obstacle à la circulation, véritable rétention des matières fécales. Le malade a des selles nombreuses composées seulement des mucosités de la partie inférieure de l'intestin. Ces matières fécales, retenues dans le colon ascendant, deviennent à leur tour cause d'irritation et bien souvent entraînent une récidive de l'état aigu. De là les heureux effets obtenus par le petit lait manné, la rhubarbe, les purgatifs légers. L'ipéca possède peut-être une action spéciale sur les mouvements de l'intestin qui expliquerait son efficacité si prononcée contre la dysentérie, car il possède aussi une action marquée contre la colique rhumatismale dans laquelle il m'a paru favoriser le rétablissement des selles, sans production de purgation marquée.

M. Dugat-Estublié, médecin de la légation de France à Pékin, tâche de populariser un médicament chinois contre la dysentérie, la poudre de l'Ailante glanduleux. Il dit en avoir, à Pékin, obtenu des effets remarquables. Le Dr Robert, médecin de la marine, l'a, d'après les renseignements que lui a fournis M. Dugat-Estublié, expérimenté sur les malades de la station navale, et, d'après son rapport, l'aurait fait avec avantage. Le Dr Pichon m'écrit en avoir obtenu de bons résultats à Shanghaï. Les expériences faites à Toulon, à l'hôpital St-Mandrier, sur les dysentériques rentrant des colonies, ont réussi et semblent classer ce médicament parmi les antidysentériques. Je n'ai pu l'expérimenter par moi-même, mais il me paraît devoir être classé parmi les amers astringents avec le simarrouba, l'écorce de mangoustan, et, comme tel, ne trouver son emploi judicieux qu'à titre d'adjuvant dans la dysentérie chronique.

Les *gastralgies*, dans leurs diverses formes. sont assez

fréquentes. La dyspepsie flatulente est la plus commune. Les toniques, les amers, surtout les injections sous-cutanées de morphine, sont les meilleurs moyens à leur opposer.

L'anémie est très-fréquente. On peut dire d'une façon générale, qu'à la fin de l'automne tout résident est anémié. Mais elle ne dépasse guère un certain degré; l'hiver vient empêcher ses progrès. Il est rare, depuis quelques années, d'avoir à traiter les hydroémies si fréquentes à sa suite dans les pays intertropicaux. L'hydrothérapie a contre elle une action très-marquée et l'usage du bain froid est passé dans les mœurs à Shang-haï. L'exercice modéré, le vin de quinquina, les ferrugineux, surtout le perchlorure de fer, en arrêtent assez facilement les progrès.

La *variole* ne présente rien de particulier. A l'époque des épidémies, on rencontrait souvent la forme pourprée et la forme typhoïde. Cette maladie fait aujourd'hui peu de victimes, probablement parce qu'au début elle est traitée par la quinine. Au moment des premiers accidents, comme on pourrait avoir affaire à une fièvre rémittente bilieuse grave, il est bon de se prémunir contre une erreur de diagnostic en employant l'anti-pyrétique. Associé aux affusions froides, il m'a rendu de si constants services dans cette affection, que j'aurais une grande tendance à l'employer même dans les pays non paludéens à la période d'invasion de la variole. Je signalerai en passant les heureux effets des affusions froides dans toutes les fièvres graves. Judicieusement employées, elles abaissent la température, diminuent l'ataxie, préviennent ou modèrent le délire. Je parle des affusions froides, rapidement faites dans le lit à l'aide d'une éponge, non des bains froids prolongés tels qu'ils ont été préconisés en Angleterre. Ces derniers me paraissent un moyen dangereux : dans les maladies où il y a déjà une perturbation si marquée de la circulation, la réaction peut manquer et on doit craindre la congestion ou les hémorrhagies internes. Il n'en est pas de même de l'affusion : son action passagère consiste surtout dans une soustraction de calorique ; la légère réaction qu'elle provoque se fait toujours facilement ; dans la variole, son action sur l'éruption est certaine et presque immédiate.

Les autres fièvres éruptives sont inconnues. En dix ans et demi de séjour, je n'ai pas vu un seul cas de *rougeole* ou de *scarlatine*. Il existe pourtant une espèce de *roséole* qui frappe surtout les enfants. Elle se présente au début avec un appareil assez formidable de fièvre et d'accidents bilieux, pas d'angine, léger coryza, un peu de conjonctivite. Le second jour, le corps et la face se couvrent d'une éruption exanthémateuse plus foncée que la roséole, mais n'ayant pas la régularité de la rougeole. Dès l'apparition de l'éruption, la fièvre tombe. Le lendemain, l'exanthème a disparu, remplacé par une légère desquamation furfuracée. Cette affection ne présente aucune gravité. Elle est susceptible de récidive.

La *coqueluche* paraissait inconnue. En 1872, une petite épidémie se déclare, importée d'une autre part. Depuis, il y en a eu quelques cas, mais toujours sans gravité.

La *diphthérite*, qui règne souvent dans le Nord de la Chine et qui a fait plusieurs victimes parmi nos soldats en 1860, est inconnue à Shang-haï.

Malgré les variations brusques de température, les affections pulmonaires sont peu graves et on peut voir par les tableaux ci-dessus combien elles sont rares. *Bron-*

chites, *pleurésies*, *pneumonie*, présentent comme particularité l'absence presque absolue de fièvre. *La phthisie* est, au dire des auteurs, fréquente chez les Chinois, ce qui n'a rien d'étonnant, vu leur constitution toujours lymphatique et souvent scrofuleuse. Le climat de Shanghaï ne paraît cependant nullement défavorable aux tuberculeux. Les tubercules paraissent n'avoir aucune tendance au ramollissement, et des individus indubitablement phthisiques vivent à Shang-haï dans un état de santé des plus satisfaisants. Mais si le sujet arrive dans le pays à une période trop avancée, ou si la maladie commence son évolution, rien ne paraît pouvoir enrayer ses progrès ; elle prend toutes les allures de la phthisie galopante. C'est surtout en été, au moment où l'anémie est prononcée, que surviennent les accidents et la terminaison fatale. La médication par l'arsenic peut rendre des services en agissant sur la nutrition.

L'asthme est fréquent chez les Chinois. Je n'ai pas remarqué qu'il le soit chez l'Européen. J'ai vu pendant dix ans un asthme estival se montrer à la même époque avec la régularité et les accidents d'une fièvre intermittente grave et céder la place en automne à une dyspepsie flatulente s'alliant avec une bonne santé générale. La quinine et l'arsenic ne produisaient aucune amélioration. Je dois ajouter que la maladie, importée d'Angleterre, n'avait été nullement modifiée par le climat.

Les statistiques des dernières années ont donné un chiffre très-élevé de décès par *affection du cœur* ou *des gros vaisseaux*. On a voulu voir là une conséquence soit du climat, soit des habitudes de *sport* poussées à l'excès. Aux époques antérieures, si malsaines pourtant, pendant la guerre et les expéditions, la mortalité par ces affections n'a jamais paru excessive. Dans les listes provenant de l'hôpital maritime, nous avons signalé onze affections de cœur et seulement un décès. Je connais depuis plusieurs années certains résidents venus à Shang-haï avec une affection cardiaque et dont l'état n'a pas empiré. On a donc tout lieu de croire à une simple coïncidence.

Les froids de l'hiver ne se font pour ainsi dire sentir que la nuit ; la saison rigoureuse ne dure guère que deux mois ; le froid est sec ; aussi le *rhumatisme* est rare. J'ai signalé plus haut le peu de réaction fébrile qui l'accompagne. J'ai rarement observé la complication cardiaque.

La fièvre *typhoïde* ne présente rien de particulier, si ce n'est peut-être sa bénignité que j'attribue en grande partie à la douceur du climat qui permet de renouveler constamment l'air des appartements, de traiter pour ainsi dire le malade en plein air. Elle règne rarement à l'état épidémique. Les hémorrhagies intestinales sont fréquentes, mais ne rendent pas le pronostic plus grave. Dans un pays paludéen, à quelque faible degré qu'il le soit, le traitement par le quinine est clairement indiqué, surtout au début. Les affusions froides, les toniques, une nourriture fréquente et de digestion facile le complètent. Cette nécessité de nutrition dans les fièvres graves est surtout marquée à Shang-haï, pays où règne l'anémie. La diète un tant soit peu prolongée amène le délire et les accidents nerveux.

Les deux points dangereux pour la vie du résident en Chine, sont l'*alcoolisme* et l'*insolation*.

Dans ce pays très-chaud, la soif est vive ; un usage modéré des alcools étendus d'eau, facilite la digestion ; l'eau réputée mauvaise a besoin d'être corrigée. De là, pour les résidents, l'habitude de s'intoxiquer à petite dose. On rencontre rarement l'ivresse brutale, mais l'usage constant du cognac mêlé à l'eau produit les effets signalés en France et dans nos colonies chez les buveurs d'absinthe. La population maritime vient à terre s'enivrer de liqueurs odieusement frelatées, l'insolation aide encore les funestes effets de l'ivresse. Le *Delirium tremens* est fréquent; on dirait qu'il est plus facilement produit par la demi-ivresse chronique que par celle à grands fracas. Il est facilité par l'arrêt des combustions et par l'hyperémie cérébrale, suites d'une chaleur et d'une insolation exagérées. Si le cerveau du buveur est épargné, l'action se porte sur le poumon, favorisée par la chaleur et la raréfaction de l'air. et le malade succombe en quelques minutes à une apoplexie pulmonaire.

L'insolation est fréquente. Les effets sont différents suivant le degré et suivant l'individu. Le Chinois, presque toujours tête nue au soleil, est souvent foudroyé par la congestion cérébrale; mais l'action est chez lui presque toujours passagère et ne laisse pas de traces. Chez l'Européen l'action est insidieuse. L'exposition au soleil, si elle est modérée, détermine une céphalalgie plus ou moins persistante accompagnée de fièvre, commencement d'un accès intermittent ou d'une fièvre remittente bilieuse. Si l'insolation est plus grave, le malade est foudroyé par la congestion, ou bien il est simplement étourdi. L'effet est passager, une ablution froide suffit généralement à faire revenir le malade; mais le lendemain, un peu moins de vingt-quatre heures après le premier accident, il a un léger accès de fièvre souvent méconnu, et douze ou quinze heures après, le plus souvent pendant la nuit, une apoplexie pulmonaire, véritable fièvre pernicieuse, l'emporte en quelques minutes. L'autopsie montre les poumons noirs et gorgés de sang, farcis de petits noyaux apoplectiques; les centres ner-veux sains ou quelquefois très-légèrement hyperémiés. Aussi le médecin ne saurait-il agir avec trop d'énergie. Daas un cas d'insolation, même bénin en apparence, il ne doit pas se laisser endormir et doit tâcher de produire par les purgatifs une dérivation énergique vers l'intestin et administrer la quinine pendant quelques jours, abso-lument comme dans un cas bien évident de fièvre inter-mittente.

A l'époque où l'infection miasmatique était si pronon-cée, les *fièvres puerpérales* étaient nombreuses et trop sou-vent fatales. Aujourd'hui, l'état puerpéral ne présente aucune gravité particulière. La pathologie des femmes n'offre rien de spécial. L'état normal du résident accli-maté comporte toujours un léger degré d'anémie; rien d'étonnant à ce que les femmes voient leur susceptibi-lité nerveuse exagérée, à ce que pendant la chaleur de l'été les accidents hystériques, les aménorrhées, palpi-tations nerveuses, migraines, se montrent avec plus d'intensité. Mais, d'un autre côté, la femme entourée de toutes les conditions du bien-être et de l'hygiène supporte parfaitement le climat et les fatigues de la maternité. L'allaitement doit pourtant, comme mesure générale, leur être interdit. Il est peu de femmes européennes pouvant allaiter leur enfant pendant plus de quelques mois sans inconvénient pour leur propre santé ou celle de leur nourrisson.

La pathologie de l'enfance ne présente rien de parti-culier. Les enfants ayant presque tous dans la maison paternelle des nourrices indigènes, prospèrent d'une façon admirable; la mortalité est presque nulle, le plus souvent explicable par la faute des parents. La dentition, comme partout, présente quelques accidents. Arrivés à à l'âge de huit ou dix ans, ils paraissent s'étioler et réclamer un climat moins débilitant. L'attention du praticien doit, surtout chez les enfants, être constamment éveillée sur les *affections vermineuses*; peu d'enfants y échappent. Les ascarides lombricoïdes, très-fréquents chez les indigènes, le sont également chez les enfants des Européens, et se rencontrent aussi chez l'adulte surtout de la classe peu fortunée, ou chez ceux atteints d'anémie, de fièvres intermittentes, comme si les mauvaises conditions de santé favorisaient le développement de ces parasites. Leurs œufs sont-ils transportés dans le corps humain par l'intermédiaire de l'eau ou des végétaux dont la culture s'est faite à l'aide de l'engrais humain? Ces deux opinions généralement admises me paraissent acceptables. Les adultes vivant complètement à l'européenne, ne buvant que de l'eau soigneusement filtrée et des légumes cuits en présentent rarement ; la nourriture à la chinoise paraît les favoriser, ce qui expliquerait leur fréquence chez les enfants journellement en contact avec les domestiques indigènes au moment des repas. Les symptômes qui signalent leur présence sont ceux décrits par les auteurs, mais ils passent souvent inaperçus.

Quoiqu'il en soit du mode d'introduction, il est nécessaire, lorsqu'on a obtenu une première expulsion de lombrics, de renouveler l'emploi du vermifuge deux ou trois fois à deux ou trois mois d'intervalle. On obtient presque toujours de nouvelles expulsions de jeunes lombrics provenant, soit d'une reproduction sur place, soit d'éclosions plus tardives. Les Chinois se servent contre eux d'une amande de la famille des *Quisqualis* qui jouit d'une efficacité assez grande, inférieure pourtant à celle de la santonine. Une particularité à noter dans le traitement des lombrics, c'est que chez les individus vigoureux, l'animal est souvent digéré, ce qui pourrait faire croire à des erreurs de diagnostic. J'ai vu souvent tous les symptômes, trouble des organes digestifs, réveil en sursaut, grincements de dents, céder à l'emploi de la santonine sans qu'il y eût expulsion de lombrics ; parfois ils étaient expulsés en une masse pelotonnée à moitié digérée.

Un matelot de vingt-huit ans, d'une bonne santé habituelle, me fut envoyé à l'hôpital comme atteint d'une fièvre grave ; pendant deux ou trois jours, je le traitai par la quinine, son état maladif me paraissait d'autant plus grave que je ne pouvais le comprendre, et qu'à une fièvre intense se joignaient des accidents nerveux assez prononcés. Le fait du grincement de dents pendant le sommeil du malade me mit sur la voie ; une dose de santonine amène le premier jour l'expulsion d'une cinquantaine de lombrics, suivie, les deux jours suivants, de nouvelles expulsions d'une vingtaine de parasites. Dès le premier jour la fièvre était tombée et les accidents nerveux avaient disparu. Des cas aussi caractéristiques sont rares, mais les accidents analogues se montrent souvent chez les enfants.

Le *Tænia* et le *Botriocéphale* sont tous deux très-fréquents. Les Chinois emploient contre eux une autre amande originaire de Corée qui m'a été signalée par un missionnaire ; elle m'a donné des résultats à peu près égaux à ceux du Kousso ; lorsqu'elle est mangée en nature, en émulsion ou en huile, elle s'est toujours montrée sans effet. Elle est supérieure au Kousso en ce qu'elle n'est pas désagréable à prendre, et mérite d'être étudiée.

Au point de vue chirurgical, je signalerai la facilité de guérison des plaies, résultant probablement du léger degré d'anémie signalée chez tous les résidents, anémie, qui ne permet pas les violentes réactions inflammatoires. Nous avons pu bien souvent tenter avec succès à Shang-haï des conservations de membres atteints soit de fractures compliquées, soit de coups de feu intéressant les grandes articulations, dont l'amputation eût été indiquée en Europe. Les grandes opérations pratiquées en grand nombre dans les hôpitaux européens destinés aux indi-gènes donnent un chiffre insignifiant de décès, quoi-qu'elles portent sur des malades de la classe pauvre affaiblis par les privations de tout genre.

Les *éruptions furonculeuses* sont fréquentes. Elles sont favorisées par l'abondance de la transpiration. L'*Anthrax*, devenu rare aujourd'hui, était, à la deuxième période décrite, une des manifestations de l'empoisonnement miasmatique.

A cette même période, époque des grandes épidémies, l'influence malsaine n'épargnait pas les animaux. Les chevaux périssaient en grand nombre de la *morve* et du *farcin*. Je ne connais aucun cas de communication de ces maladies à l'homme.

L'*Hydrophobie* est fréquente chez les chiens européens. La *rage mue* emporte en été plusieurs de ces animaux en bas âge. Elle paraît ne pas attaquer d'emblée les chiens indigènes. Pendant mon séjour à Shang-haï j'ai pu y observer sur l'homme deux cas de cette maladie; mon ami le Dr Pichon vient de m'envoyer l'observation d'un troisième cas qu'il a eu à y traiter en 1874.

Le typhus des bêtes à cornes est endémique à Shang-
haï. On l'observe presque tous les étés au moment des
grandes pluies. Sa fréquence paraît en raison directe de
l'humidité. Le Dr J. Henderson en donne une description
très-minutieuse et très-détaillée. Cette affection paraît
moins contagieuse que dans les épidémies d'Europe.

Les municipalités ont toujours fait leur possible pour
accomplir toutes les améliorations réalisables. Quand
elles auront réussi à amener à Shang-haï de l'eau
potable et courante, quand les quelques terrains encore
marécageux sur la berge du Wang-pou et du Sou-tcheou
creeck auront été comblés, quand leurs quais et ceux du
Yang-kin-pang seront terminés; en faisant exécuter les
règlements de police qui prescrivent aux propriétaires
la construction de drains dans les vastes quartiers,
espèce de cités où grouillent les Chinois; ils auront fait
tout ce qui est en leur pouvoir au point de vue de l'hygiène
publique. Une lacune reste encore et serait bien facile à
combler. Dans un pays fréquenté par une nombreuse
population maritime, la prostitution est très-développée
et, en l'absence de tout contrôle, la propreté étant toujours absente des taudis infects où elle s'exerce, la
syphilis est fréquente. Quoiqu'elle ne présente aucun
caractère particulier de malignité, elle n'est pas sans
danger, vu l'action débilitante du climat. L'établissement d'un dispensaire, qui a plusieurs fois été en projet,
diminuera les ravages de cette maladie. Il serait à désirer
qu'on exerçât une surveillance plus sévère sur les débits

de boissons ; la qualité de leur marchandise a causé plus d'une maladie sérieuse.

Quant à l'hygiène privée, en hiver elle ne réclame aucun soin particulier. En été elle présente les mêmes exigences que dans tous les pays chauds. Autant que possible l'européen doit arriver à Shang-haï en hiver. La traversée, par la mer Rouge surtout, est très-fatigante en été. La transition des climats d'Europe avec celui d'Egypte et de la côte brûlante d'Afrique est trop brusque. La modification des combustions, la déperdition exagérée par la peau n'est pas amenée assez graduellement. Il y a souffrance, l'appétit se perd, les chaleurs insupportables jointes à la vie de bord éloignent le sommeil ; les nutritions ne se font plus. Il y a commencement d'anémie. Si le voyageur arrive à Shang-haï dans ces conditions au moment des chaleurs, il continue à souffrir et sera sinon malade, du moins languissant pendant tout l'été. Si, par contre, il arrive en hiver, il sera retrempé, acclimaté au moment où il aura besoin de toutes ses forces. Pour le résident déjà établi, il doit se garder des expositions intempestives au soleil, il doit tâcher, malgré la lassitude qu'entraîne une chaleur énervante, d'activer les combustions par un exercice modéré, c'est le meilleur moyen pour entretenir et exciter l'appétit. L'emploi des alcools ne doit pas être proscrit, mais ils doivent être pris d'une façon très-modérée. Il règne dans les pays chauds un préjugé qui a d'assez fâcheuses conséquences, c'est que, l'anémie étant toujours menaçante, on doit chercher à la prévenir par des fortifiants et des excitants ; on cherche à stimuler l'appétit et à agir par le vin et la bière contre la déperdition de forces qu'est censée produire la transpiration. Le *porter* et le bœuf sont la cause de la moitié au moins des maladies des Anglo-Saxons dans les pays chauds. Les oxydations se ralentissant du fait de l'élévation de température, le mouvement de nutrition se ralentit dans les tissus, les pertes journalières diminuent; la transpiration ne représente nullement un surcroît de déperdition, elle représente une fonction normale ordinairement insensible, la perspiration cutanée, et une dérivation de sécrétion constatée par la diminution de l'urine. Les déperditions étant moindres dans l'organisme, le besoin de réparation doit être moindre aussi. Une nourriture trop abondante ou trop substantielle conduit à l'embarras gastrique, à l'engorgement du foie, à la diarrhée, et a précisément comme conséquence fatale, ce qu'on voulait éviter: l'anémie! L'appétit naturel doit être le seul régulateur des repas. L'inaction et la paresse sont aussi causes de beaucoup d'état maladifs; les femmes surtout se laissent facilement aller aux séductions du farniente. Les bains froids doivent être employés pendant toute la durée de la saison chaude, ils soustraient une certaine partie du calorique en excès, activent par suite, les combustions et la circulation, rétablissent les fonctions de la peau. Les répercussions sudorales sont causes d'un grand nombre de diarrhées, l'emploi des flanelles légères devra être prescrit. La sieste, ou sommeil de la journée, est avantageuse à la condition d'être de peu de durée; trop prolongée elle alourdit, diminue l'appétit, tandis qu'un sommeil d'une demi-heure au moment de la forte chaleur délasse et redonne une nouvelle énergie.

Le rapatriement en Europe pour raison de santé est rarement de nécessité absolue. L'air de la mer possède un pouvoir curatif suffisant pour la plus grande partie des cas d'anémie ou d'empoisonnement miasmatique chronique. Un voyage de quelques jours sur la côte, ou un court séjour dans le nord de la Chine suffisent dans les cas de médiocre intensité. Dans les cas d'altération profonde de la santé, le rapatriement devient nécessaire, mais il présente par lui-même un danger réel. On doit tenir compte des fatigues d'une longue traversée pendant laquelle le malade a à supporter une température constamment élevée et débilitante. Le climat d'Europe, surtout l'air vif des pays de montagnes, active d'une façon trop brusque la circulation, et expose à des congestions soit des centres nerveux soit des organes de la respiration. Un voyage dans le nord de la Chine devrait précéder le départ définitif qui, autant que possible, aurait lieu à la fin de l'hiver ou au printemps. Le malade arrivant alors en Europe en été y trouverait un climat en rapport avec ses habitudes organiques acquises, et pourrait se réacclimater avant les rigueurs de l'hiver.

A. PARENT, imprimeur de la Faculté de Médecine, rue Mr-le-Prince, 31

9 782329 127606